自閉症スペクトラム児の遊戯療法

古市真智子 著
Machiko Furuichi

● 「『自閉症的不安』を乗り越える」という視点から

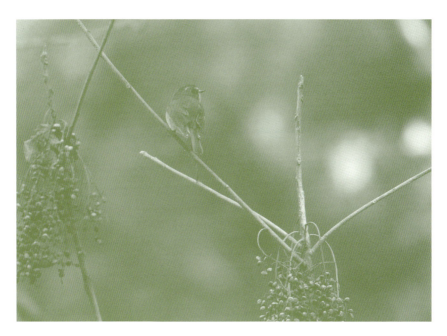

ナカニシヤ出版

まえがき

　「有害無益」——自閉症の遊戯療法は，かつてこう評された。本書は，ここに残された課題に取り組み，独自の視点から自閉症の遊戯療法の可能性を主張するものである。現在，自閉症スペクトラムへの多彩な療育的アプローチが林立する中で，遊戯療法の治療的意味と限界を明らかにしたうえで，独自の位置づけが可能であることを事例研究をもとに論じている。

　本書の目的は，「遊戯療法は自閉症児に何ができるのか」という問いに対するひとつの答えを示すことである。

　遊戯療法で自閉症が治るわけではない。しかし，筆者は20年間の自閉症臨床の中で，遊戯療法の場で「何か」を成し遂げていく事例に出会ってきた。彼らは，好き勝手にしたいとか，楽しいことをしたいというだけのことを求めているのではなく，「何か」に取り組んでいるように思われた。

　このような事例を共通して貫く一本の軸を見出し，表現することはできないか。それが，「遊戯療法は自閉症児に何ができるのか」という問いに対するひとつの答えを示すことになる。彼らは遊戯療法で一体何をしているのか，彼らの遊びとその展開をどういう視点から理解すればよいのか。

　このように考えてたどり着いたのが，「『自閉症的不安』を乗り越える」という視点である。遊戯療法の場で「何か」を成し遂げていったと振り返ることができる事例には，「自閉症の子特有の不安」を一緒に乗り越えてきたという実感が得られるのである。

　序章では，自閉症の遊戯療法を歴史的に概観し，現代に残された検討すべき課題として次の3つを挙げている。

　　課題1　自閉症児の遊びとその過程を理解する視点
　　課題2　生活における遊戯療法の場の特性

課題3　セラピストの積極的関与のあり方

　第1章では，課題1を検討している。自閉症児の発達に危機的状況をもたらす「自閉症的不安」の存在を指摘し，遊戯療法における遊びとその過程を理解する視点として，「『自閉症的不安』を乗り越える」という視点を導出している。

　第2章から第6章では，「『自閉症的不安』を乗り越える」遊戯療法とはいかなるものかを，年齢や知的水準が異なる自験例5事例によって示し，各々について事例研究を行っている。各章では，「自閉症的不安」とその乗り越えの様相について詳細に描きだし，遊びの連続性や展開の意味，クライエントの発達的変容，セラピストの役割を明確にしている。

　各事例が直面する「自閉症的不安」とは，以下のとおりである。

　　事例1　「感覚やモノへの不安」（第2章）
　　事例2　「規則性のない『人』とかかわることへの不安」（第3章）
　　事例3　「母子の外の世界への不安」（第4章）
　　事例4　「『個』として世界に存在することへの不安」（第5章）
　　事例5　「周囲の世界に合わせて生きることへの不安」（第6章）

　第7章では，課題2，課題3について検討している。第2章から第6章の5つの事例に基づいて，自閉症児の生活における遊戯療法の場の特性と，セラピストの積極的関与のあり方について考察している。さらに，これらの成果を総合して，「『自閉症的不安』を乗り越える」遊戯療法の臨床的仮説モデルを生成している。

　なお，第2章から第6章は，それぞれ独立した事例のストーリーとしてもお読みいただける。筆者の拙い文章では到底伝えきれないことが悔やまれるが，彼らが自閉症的不安に脅かされながらも，主体的に世界を理解していこうとする健気さと力強さが伝われば幸甚である。

目　次

まえがき　*i*

序　章　自閉症スペクトラムの遊戯療法の研究動向と課題…………1
1 自閉症スペクトラムとは　1
2 研究動向　2
3 歴史的変遷　5
　(1) 児童の分裂病としての理解―1950年代頃―　5
　(2) 心因説，後天性の情緒障害としての理解―1960年代頃―　7
　(3) 心因説の否定と言語・認知障害説への転換―1960年代末期から1970年代頃―　9
　(4) 発達障害説の定着，高機能群への注目―1980年代頃―　14
　(5) 関係性の障害という視点からの理解―1990年代頃―　16
4 課　題　17
　(1) 遊びのイメージ表現と象徴的理解の不成立　18
　(2) 日常生活との不連続性，治療中心主義による混乱　18
　(3) 非指示的・絶対受容の不適合と養育者への非難・偏見の増長　19
5 本書の目的と構成　20
　(1) 目　的　20
　(2) 方法と構成　21

第1章　自閉症児の遊戯療法における遊びとその過程を理解する視点の検討……………………………………………………………23
1 本書の自閉症理解　23
2 本書における自閉症の遊戯療法の基本的見解　24
　(1) 発達支援的なかかわりの場　24
　(2) 人との関係の体験の積み重ねの場　26
　(3) 共有体験によって共同世界へと導く場　27
3 自閉症児の遊戯療法の効果　28
　(1) 効果をどう考えるか　28
　(2) 実感として得られる効果　29
　(3) 発達的危機を乗り越えたという実感　30

4　自閉症の発達的危機と不安　31
　　　(1)　自閉症の発達的危機の背景　31
　　　(2)　自閉症の不安の特徴　32
　　　(3)　共同性の未獲得という視点からみた不安―「自閉症的不安」の定義―　36
　　5　「『自閉症的不安』を乗り越える」という視点　37
　　　(1)　「自閉症的不安」への防衛としての症状―【遮断世界】―　37
　　　(2)　「『自閉症的不安』を乗り越える」という視点の導出　38
　　6　提示する事例の「自閉症的不安」と概要　40
　　　(1)　提示する事例の「自閉症的不安」と概要　40
　　　(2)　施設の概要　41
　　　(3)　実践の背景と限界　43
　　　(4)　倫理的配慮　43

第2章　事例1　感覚やモノへの不安
　　　　　　　―恐怖のシャワー室に「参上！」したA君―……45
　　1　問題と目的　45
　　2　事例の概要　47
　　　(1)　生　育　歴　47
　　　(2)　面接構造　48
　　3　遊戯療法の経過　48
　　4　考　　察　60
　　　(1)　各期の考察　60
　　　(2)　快の情動をもたらすものから「不安に立ち向かう安全基地」へ　67
　　　(3)　養育者との関係をなぞる体験　68

第3章　事例2　規則性のない「人」とかかわることへの不安
　　　　　　　―数字に親和性の強いB君―………………………71
　　1　問題と目的　71
　　2　事例の概要　72
　　　(1)　生　育　歴　72
　　　(2)　発達・知能検査の結果　74
　　　(3)　面接構造　74
　　3　遊戯療法の経過　74
　　4　考　　察　91
　　　(1)　各期の考察　91

（2）数字遊びの意味―Ｂ君にとって数字とは何か―　93
　　　（3）自閉対象としての数字から移行対象としての数字へ　97

第4章　事例3　母子の外の世界への不安
　　　　　　　―癲癇で母親を二人の世界に閉じこめたＣ君―　99

　　1　問題と目的　99
　　2　事例の概要　100
　　　（1）生　育　歴　100
　　　（2）面接構造　102
　　3　遊戯療法の経過　102
　　4　考　　　察　116
　　　（1）各期の考察　116
　　　（2）Ｃ君の体験とセラピストの役割　120
　　　（3）母親の体験とセラピストの役割　121

第5章　事例4　「個」として世界に存在することへの不安
　　　　　　　―両親がいないと現実世界から姿を消すＤ君―　125

　　1　問題と目的　125
　　2　事例の概要　125
　　　（1）生　育　歴　126
　　　（2）面接構造　127
　　3　遊戯療法の経過　127
　　4　考　　　察　139
　　　（1）各期の考察　139
　　　（2）遊びの意味とセラピストの役割　142
　　　（3）母親との関係からセラピストとの関係への移行過程　143
　　　（4）遊戯療法の母親への影響　145

第6章　事例5　周囲の世界に合わせて生きることへの不安
　　　　　　　―箱庭で共存世界を作ったＥ君―　147

　　1　問題と目的　147
　　2　事例の概要　148
　　　（1）生　育　歴　148
　　　（2）知能検査の結果　149
　　　（3）面接構造　149
　　3　遊戯療法の経過　150

4　考　察　166
　　　(1) 各期の考察　166
　　　(2) 内側から流れる時間を共に生きる体験　169
　　　(3) 発達障害児の箱庭療法における体験の可能性　170

第7章　総合的考察 …………………………………………… 177
　　1　5つの事例の遊戯療法過程のまとめ　177
　　2　生活における遊戯療法の場の特性　181
　　　(1) 【遮断世界】と【共同世界】　181
　　　(2) 非日常性　184
　　　(3) 【前共同世界】　185
　　　(4) 日常生活との連続性　186
　　3　セラピストの積極的関与のあり方　187
　　　(1) 【遮断世界】から【前共同世界】への移行におけるセラピストの積極的関与のあり方　188
　　　(2) 【前共同世界】におけるセラピストの積極的関与のあり方　191
　　4　「『自閉症的不安』を乗り越える」遊戯療法の臨床的仮説モデル　196
　　　(1) 理論的背景と定義　196
　　　(2) 展開過程モデル　197
　　　(3) 本モデルの適用—「自己・私・主体」の生成を目指す遊戯療法論との連関—　199
　　5　本研究の限界と今後の課題　202

引用文献　205
初出一覧　216
あとがき　217
索　引　221

序　章
自閉症スペクトラムの遊戯療法の研究動向と課題

■1　自閉症スペクトラムとは

　最初に，「自閉症スペクトラム」に関連する用語の説明と整理を行う。
　1943年，アメリカのカナー（Kanner, L.）は，特異な言語，同一性保持の強迫的欲求，聡明そうな容貌，物の巧みな扱いなどの特徴をもち，「人生早期からの自閉的孤立」を基本的特徴とする11名の子どもたちを報告し（Kanner, 1943），後にこれを「早期幼児自閉症（Early infantile autism）」と名付けた。また，1944年，オーストリアのアスペルガー（Asperger, H.）は，人への関心の乏しさ，興味の限局，文法や語彙は正しいが相互のやりとりにならない会話，不器用などの特徴を示す4名の子どもたちを報告し，「小児期の自閉性精神病質（Autistischem Psychopathen im Kindesalter）」と名付けた（Asperger, 1944/2000）。
　1981年，イギリスのウィング（Wing, L.）は，アスペルガーの「自閉性精神病質」の症例をもとに「アスペルガー症候群（Asperger's Syndrome）」のカテゴリーを提唱した（Wing, 1981）。ウィングは，「アスペルガー症候群」をカナーの自閉症（Kanner's Autism）の軽症グループとして同じ仲間であると考え，これらを「自閉症連続体（The continuum of autistic characteristics）」（Wing, 1988）という概念でまとめ，後にこれを「自閉症スペクトラム（The autistic spectrum）」（Wing, 1997）と改めた。ウィングの想定した「自閉症スペクトラム」とは，「言語の遅れが顕著な自閉症と言葉を流暢に話せるアスペルガー症候群という二種類の典型を擁しながら，その他にもさまざまなパターンでいわゆる『ウィングの三つ組』を示す症候群の集合体」であった（本田，

2014)。ウィングの三つ組とは，自閉症の多様な症状に対してウィングとゴールド（Wing & Gould, 1979）がその中核となる症状を「診断の三つ組」として提唱したものであり，①対人的相互交流の障害，②言葉と身振りのコミュニケーションの障害，③想像力の障害，反復的常同的行動の障害の3つである。

1994年，米国精神医学会の診断・統計マニュアル第4版（Diagnostic and Statistical Manual of Mental Disorders: DSM-IV）では，カナー型は「自閉性障害（Autistic Disorder）」，アスペルガー型は「アスペルガー障害（Asperger's Disorder）」という診断名で，いずれも「広汎性発達障害（Pervasive Developmental Disorders）」の下位分類として位置づけられた。「広汎性発達障害」を定義する症状は，①社会性の障害，②コミュニケーションの障害，③常同的・限定的な行動の3つであり，「アスペルガー障害」は，このうち②のコミュニケーションの障害を含まない，とされた（桑原・加藤・佐々木，2014）。

2013年，米国精神医学会の診断・統計マニュアル第5版（DSM-5）では，「広汎性発達障害」は，「自閉症スペクトラム障害（Autism Spectrum Disorder）」と改変された。自閉症スペクトラム障害を定義する症状は，DSM-IVの診断基準である社会性の障害とコミュニケーションの障害がまとめられ，①社会性の障害，②常同的・限定的な行動の2つとなり，下位分類が廃止された（桑原・加藤・佐々木，2014）。本田（2014）によれば，精神医学会の診断分類における「スペクトラム」とは，「連続的／離散的を問わず多様にみえるものの集合体であるが，何等かの理由で同じ仲間とみなせる範囲」を指す。

本書では，ウィングの「自閉症スペクトラム」，DSM-IVの「広汎性発達障害」，DSM-5の「自閉症スペクトラム障害」を，「対人関係・社会性の障害」を中核とすることにおいて同様と考え，これらを区別せずに「自閉症スペクトラム」とし，本文中では「自閉症」と表記する。

■2 研究動向

現在，自閉症スペクトラム（以下，自閉症）への社会的な関心は高く，さま

ざまなアプローチによる心理教育的支援が行われているが，遊戯療法の実践・研究は極めて少ない。彼らに対する支援において，「外的状況への適応や適応スキルの獲得への支援に比べて，自閉症児・者の内的な体験世界や，内的な適応への支援の関心は乏しいのが現状」（山上，2008）である。多種多様なアプローチの中で，遊戯療法（プレイセラピー）は，いじめやトラブル，ストレスなどに起因する二次的障害へのアプローチとしては認められていても，発達障害の中核的な部分へのアプローチとしては，あまり知られていない。

　遊戯療法によって発達的な変容をみせる自閉症児がいることは，多くの事例報告が示してきた。臨床現場では，さらに多くの事例が確認されているに違いない。ところが，遊戯療法は自閉症には効果がないとする見方が多いだけでなく，子どもの心の問題を扱う治療法であるから器質的な原因による自閉症は対象外であるとか，自閉症の原因を心的・環境的なものとみなし養育者を責めることになるなどといった否定的な見方をされることもある。これには，遊戯療法が元来，心因の子どもを対象としていたことや，自閉症の原因論が変遷してきたことなどの歴史的な背景が関与している。

　自閉症児の遊戯療法は，心因を想定した非指示的遊戯療法の枠組みを通して議論され，否定されてきた経緯がある。自閉症の唯一の治療法として最も早くから自閉症にかかわってきた遊戯療法は，批判されることで自閉症の支援に必要な視点を生み出してきたといってもよいだろう。歴史的には，それらが遊戯療法の「外」の可能性を広げ，さまざまな制度や治療法を生み出すこととなったが，遊戯療法の「内」の可能性が十分に探られてきたとはいえない。また，従来，自閉症といえば知的障害のあるタイプを指し，支援の対象も彼らが中心であったのに比して，近年は，自閉症の中でも知的障害を伴わないタイプや，他の発達障害との判別が困難なタイプ，グレーゾーンとよばれる子どもへの対応が特に求められるようになっているが，彼らへの遊戯療法に対する議論は十分になされてきたとは言えない。

　今日，自閉症児の遊戯療法の可能性を探究する動きの中で，「セラピストが子どもの自由な遊びを尊重することによって子どもが心理的なテーマや葛藤を表現し，自己治癒の過程を歩むことが期待される従来のプレイセラピーの枠組みでは，自閉症児のプレイセラピーに意義を見出すことは難しい」（竹中，

2010）との見解は一致してきていると考えられる。すなわち，従来の遊戯療法の枠にとらわれることなく，自閉症児にあわせた遊戯療法のあり方を探究することが求められている。

　個々の事例研究に基づく個別的な意義や視点の提示に留まらず，統一した見解を示してきているのは，自閉症の中核的な問題を「自己の未成立」（伊藤，1984；山中，1976），「主体のなさ」（河合，2010a）ととらえ，「治療者との関係性を基盤に他者へと開かれ，身体像の獲得とともに心の世界を誕生させる」（千原，2002）といった「自己・私・主体の生成」を目指すという立場である（千原，2002；伊藤，1984；河合，2010a；小山，2013；竹中，2007，2010；李，1990；淀，2008）。クライエントの主体がセラピストとの融合，共生，分離を経て生成され，象徴の世界へと進む過程に焦点をあて，「性別をもった身体像の獲得があってようやく自閉症の遊戯療法は一つの区切りを迎える」（千原，2002）とされる。そして，主体生成の過程で必要なセラピストの態度として，クライエントの見ることの対象となること（伊藤，1984），声や動作の模倣によって同一化すること（李，1990），制限に境界としての意味をもたせること（竹中，2010）など，自己と他者の発見，融合と分離の契機をとらえる視点をもつことの重要性が提示されてきている。これらは，従来の遊戯療法が前提としている「主体」や「象徴」を自閉症児の特性から見直し，自閉症児にはその生成から必要であること，遊戯療法がその生成過程として貢献できる可能性を示してきている。この視点は，多くの自閉症児の遊戯療法過程を理解するのに有用であり，他にも同じような視点から自閉症の遊戯療法の可能性が示されてきている。

　例えば，酒木（1990，1992，1994）は，独自の観点から自閉症児の主体の生成過程について論じている。自閉症の本質を「自分自身を主体的な"この私"として，自分自身および世界に対して定位することができず，世界からの一方的な定位を避けるという形で定位しようとしている，その子どもの存在構造にある」（1992）とし，共有空間の前提となる"この私"を「心的固有空間」としてその成立過程をとらえている。そして，この過程におけるセラピストの基本的態度として，「自閉症児の自閉の構造ならびに他者との関係の保ち方について把握し，彼らを絶対遵守する態度をとり続けること」（1994）としている。

また，神野（1997），浦崎・神野（2000），浦崎（2004）の事例では，身体像の獲得が自閉的態勢から抜け出すために必要な発達課題であることが示され，自閉症児が関係性を通して身体像，自己，象徴機能を獲得していく遊戯療法過程が報告されている。平井（2008）は精神分析的遊戯療法の立場から，自閉症児のもつ問題に焦点づけた心理療法が必要と述べ，分離性に注目している。そして「象徴化作用の基礎を支え，促進すること」に焦点をあて，セラピストがクライエントに関心をもち続ける存在として生き残り，共有できるものを作り上げていくことで，クライエントの自閉的不安の緩和や対象関係の改善に寄与した事例を報告している。

以上のように，遊戯療法は，自閉症児が「自己・私・主体」を生成し，象徴機能を獲得していく場として寄与できることが示されてきている。これらを参考にしながらも，本書では，独自の観点から筆者自身の実践事例を検討し，自閉症児の遊戯療法の可能性を探究したい。

■3　歴史的変遷

　自閉症は，カナー（1943）による発見以来，概念そのものが変遷を遂げ，治療法にも影響を受けてきた。ここでは，自閉症児の遊戯療法に関する現代的課題を探るため，自閉症治療が開始された1950年代から現在の自閉症理解に至る1990年代までの自閉症概念の変化と，それに伴う主な治療法の広がりと遊戯療法への影響を概観する。
　なお，自閉症治療には，異なる分野や機関が関与しており，それらの違いによって，時代区分には数年のずれや重なりがあると考えられる。

(1) 児童の分裂病としての理解―1950年代頃―
①自閉症概念
　1943年，アメリカの児童精神医カナーは，「情緒的交流の自閉的障害」というタイトルで11名の子どもたちを紹介し，翌年，これを「早期幼児自閉症」と名付けた。カナーはこの未知の障害を，既知の精神障害のうち，分裂病がも

っとも近縁な障害と位置づけ,「極端な自閉的孤立（社会性の障害）」をこの障害の本質と考えた（滝川, 2004a）。

我が国最初の自閉症についての発表は, 1952 年, 鷲見たえ子の「レオ・カナーのいわゆる早期幼年性自閉症の症例」である。ここでは, 幼児の精神分裂病の早期の症状ではないかと論議されている早期幼児自閉症と似ている症例として報告されている（鷲見, 1952）。小澤（2010）によれば, その後数年は,「小児あるいは幼児分裂病」の症例報告が散見されたとのことである。自閉症は内因性の疾患として精神病の枠の中でとらえられ, 分裂病の早期発症型と理解されるところから始まった。

②治療法の広がりと遊戯療法

最初の報告から数年は, 自閉症の疾病論が主な関心であったようである。若林（1983）によれば, 自閉症治療に関する最初の報告は, 1956 年, 高木四郎らの『小児分裂病にたいする心理療法の経験』である。「その方法は, 児童に対する心理療法の一般原則による他に, 患児の示す障壁を打破して現実世界との接触を得しめる工夫をする」ことであり, さらに親子の協同療法によって, 好転が期待できると報告されている（高木・菅野・池田, 1956）。平井（1983）には, 1950 年代後半に遊戯療法を用い始めたことが記述されている。治療が開始されると, 幼児の精神分裂病として, 心理療法や向精神薬が好んで用いられ, LSD（幻覚惹起物質）の投与やショック療法も試みられたとのことである（中根, 1978）。

杉野・川端・富山（1992）によれば, この時期, 自閉症に主に関与したのは児童精神医学者たちであったが, 1958 年, 心理臨床家の後藤毅他が日本心理学会で『自閉的児童の遊戯療法の経験』という表題で発表している。当時, 我が国では未だ遊戯療法が理論的に確立されておらず, 杉野ら（1992）の後藤へのインタビューでは, 試行錯誤的に遊戯療法が試みられていた様子が記されている。

(2) 心因説, 後天性の情緒障害としての理解—1960年代頃—
①自閉症概念

1960年代になると, カナーの家族論, 統合失調症の家族研究, ホスピタリズム研究, 精神分析学, 反精神医学を背景に自閉症を環境との関連で検討していこうとする環境論的な研究の流れを受け (滝川, 2004a), 自閉症は心因性, 後天性の情緒障害として理解されるようになる。自閉症の基本症状の一つが, 母親とさえ情緒的なかかわりが発展せず, 対象関係がとれにくいことだとすると, まず子どもを取り巻く環境として母子関係の問題が疑われたことは自然なことであり, 母親のもつ病理性, ことに子どもが外界に向けてくる攻撃衝動を, うまく和らげてやれなかった母親のゆとりのなさということが問題にされた (村田, 2016)。自閉症は, 幼少時に外的・心因要因によってその情緒発達を著しく阻害されたり, その心的外傷によって激しい敵意をもつようになって現実との接触を避けてしまったと考えられ (中根, 1978), ベッテルハイム (Bettelheim, 1967/1973) が実践したような「絶対受容」の態度が必要とされた。

神野 (2003) によれば, 我が国で心因説を学問的レベルで主張した研究者はいないが,「1960年代の欧米の研究の影響を受け, 60年代後半より70年代にかけて流行した感がある」とのことである。

②治療法の広がりと遊戯療法

山上 (1999) によれば, 試行錯誤的な精神療法的アプローチが, 主として大学付属病院の精神科外来や児童臨床の機関を中心に試みられ, 1960年代末期には精神療法全盛期と言われる時代が到来したとのことである。1960年代, 自閉症の治療とは, ほとんど精神療法あるいは遊戯療法と親に対するカウンセリングを意味しており (小澤, 1984), 1960年代の中頃までは, 盛んに行われたようである (山﨑, 1998)。具体的には受容や共感を強調するロジャーズ創設の来談者中心療法, その児童向けの治療法であるアクスライン流の遊戯療法が大勢を占めていた (山上, 1999)。これには, カナーが記載した母親のパーソナリティの偏りと養育態度の問題を自閉症の発症原因と見なすことで, 母親には自己洞察によるパーソナリティの変容をめざし, 自閉症児には完全受容や

共感的態度によって「閉ざされた心」を開くことをめざすことが必要であるという，自閉症理解がかかわっていた（山上，1999）。

　アクスライン（Axline, V. M.）の非指示的遊戯療法の原理は，ロジャーズの非指示的カウンセリングの原理に基づいたものであり，以下のように説明される。滝川（2004b）の説明を要約する。

> アクスラインの非指示的遊戯療法は，「アクスラインの8原則」として定式化されており，「治療者は子どもをあるがままに受容する」「治療者は子どもの行動や会話に指示を与えない。子どもがリードし，治療者がそれに従う」などが原則とされている。これらの原則を大切にしてプレイルームでかかわってゆけば，子どもはみずからの力で自分なりに問題を解決してゆける。子どもにプレイルームでの非日常的な時間と空間を保証し，そこで心身をのびやかに解放させたり，遊びを通してファンタジーを自由に表現させたりしながら葛藤をときほぐしてゆこうとするのが基本的なコンセプトとなる。非介入的に子どもの遊びに寄り添ってゆくのが原則であり，そこでなされる遊びが，その子にとってもつ意味を考えることが大事になる。遊びの意味の読みにおいては，遊びを子どもの内的な世界の象徴的な表現としてとらえようとする。

　当時，アンナ・フロイト（Freud, A.）らによる精神分析的遊戯療法と，アクスラインらによる非指示的遊戯療法の2つの流れがあったが，日本における「自閉症治療に際しては，ほとんどアクスライン一辺倒」であり，絶対受容という考え方にもとづき，密接な身体接触などもさかんに行われていた（小澤，1984）。小澤（2010）は，「症児を孤立へと追いやった親にかわって症児を受容することこそ治療の核心でなければならない」というようにして，「60年代治療論の中心をなした遊戯療法はその存立基盤を得た」と述べている。

　このころの様子を，わが国の最初の自閉症報告者である鷲見たえ子は，「親も治療者も自閉症を人のかかわりでもって治したいと願って，子どもたちをおぶったり，後ろを追いかけたり走り回ったりと一生懸命になっていた時代だった」（中沢，2001）と振り返っている。また，小澤（1984）は，「親への非難と

いう影をもちながら，やはり子どもの心の痛みを読みとろうとする志だけはあり，症児の〈理解〉の基礎をつくった」と述べている。

遊戯療法の効果については，子どもとラポールがつく以上の進歩がみられない（牧田・小此木・鈴木・三浦・深津，1965；鷲見，1960），治療者と患者との間に感情転移がおこりにくくいつまでも準備状態がつづき変化が現れない（黒丸・岡田・花田，1965）などと，間もなく否定的な見解が出されることとなる。

遊戯療法以外の治療法としては，石橋（1966）によれば，社会適応を強化するための理論や方法が探求され，生活指導や作業教育，発達心理学理論に基づいた方法，入院治療法，家族の集団精神療法など，「従来の域からさらに発展した治療法の報告」もなされていたとのことである。

(3) 心因説の否定と言語・認知障害説への転換―1960年代末期から1970年代頃―
①自閉症概念

1960年代末期には，自閉症を対人接触の発達障害を中心とする症候群とする見方（上出，1967）や，多因論的に自閉症をとらえ，それぞれの症状を発達的にとらえる見方（小澤，1968，1969）が紹介されるなど，「特定疾患として捉えることの無理と，発達的な症候群として捉えることの必要性を指摘する研究者が登場する」（山上，1999）。小澤（1968，1969）は，「個々の行動要素を取り出せば，正常発達の一時期に全く見られないものを見出すことは困難であり，遅れのパターンの特異性である」と，発達障害としての視点を明確に示した。また，アスペルガーの下に留学していた平井信義は，「発達的な観点から治療と教育を中心に考えてきた点で，他の研究者とは多少とも異なった方向」（川端，1971）を示しており，アスペルガーの「自閉的精神病質」の概念を広めた。アスペルガーの自閉的精神病質の概念には，疾病であることを否定して発達のかたよりとしてとらえる点でカナーとは異なり，多少とも発達の観点がとり入れられていた（太田，1995）。

1970年代に入ると家族研究における実証的研究が続出し，そのほとんどが自閉症児家族の特異性を否定した（小澤，1984）。環境や関係性に目を向ける

研究は全て，親の育て方に「原因」や「責任」があるかのごとく自閉症をとらえる「環境因（心因）論」で，わが子の障害に悩む親たちを責める悪しき研究であるという論理と倫理が強く語られ，環境や関係性に目を向ける研究はなんであれ一括して廃棄された（滝川，2004a）。

　こうした動向の中，ラター（Rutter, 1968）によって「言語の障害」を基本的な症状とする「言語・認知障害説」が唱えられた。ラターは，自閉症の基本的な障害は，言語能力の基盤をなす，抽象能力，概念形成の能力の障害であるとした（滝川，2004a）。この言語・認知障害説は，認知言語の障害が対人関係障害を二次的に引き起こすと考えており，これまでの「自閉的孤立」を基本的な症状とする自閉症理解から180°の転換を図っていた。中根（1978）は，この自閉症論の変遷を〈コペルニクス的転回〉と称した。ラターの諸説が紹介されると，「雪崩をうったように言語・認知障害説通説化へとつき進んだ」（小澤，1984）。

　こうして，心因・環境論は全否定され，多因論的な視点も退いていった。

②治療法の広がりと遊戯療法
a）遊戯療法全面否定へ

　「1960年代末期には，精神療法的アプローチの成果を反省的に見直す機運が強まっていった」（山上，1999）。そして，1970年代に入ると，「これまでほとんど唯一の治療法とみなされてきた遊戯治療の意義を，全面的に否定する傾向がみられる」ようになる（山上，1973）。太田（1995）によれば，「当初から自閉症児への治療的な取り組みは，心理療法が中心であり，その基本的態度として受容ということが強調されてきた。しかし，自閉症児の場合は，多少なりとも指示的な要素が必要という印象は，従来から語られていた」とのことである。東山（1975）は「ここ数年来，自閉症児に対する遊戯療法に関して疑問と反省が生じてきている」と述べ，自閉症児の遊戯療法無効論の根拠として，「心理療法は心因性の症状に対して有効」であること，「自閉症児に対しては，狭義の心理治療としての遊戯療法と，広義の治療教育の統合が必要」であることを指摘している。そして，遊戯療法の質の問題を考慮し，遊戯療法の理論的枠組みの再構成の必要性を論じている。

1970年代末には,「大部分の症例では遊戯療法そのものが困難であって治療は難渋をきわめる。今日では純粋に非指示的心理療法手技による遊戯療法で自閉症が治癒するとはだれひとり考えていないはず」(中根, 1979),「情緒障害とくに neurotic child に対してなされる遊戯療法を応用するのは多くの場合,有害無益」(十亀, 1980) との見解が出されるほど,非指示的遊戯療法に対する批判の声は高まった。小澤(1984)は,絶対受容に基づく遊戯療法について,「治療者が症児のあとをついて歩き,ヘトヘトに疲れはてるか,毎回かわりのないセッションに絶望的になるかという結果を招いた」,「自閉症児に対する絶対的受容的治療論の背景には,自閉症児の親(とくに母親)に対する非難,ことに『非受容的である』という非難のまなざしがあった。そして,母親達は彼女らの生活をもみようともしない治療者によってただひたすら表面的に受容を強要され,叱ることも禁止することもやめるようにいわれた。それは日々の生活のなかでおよそできるはずもないことであり,ますます親の自責の念を強めるだけであった。そして,それはさらに親と子の関係を治療者と患者という特殊な関係へと変質をせまるものでもあった」と批判している。そして,「遊戯療法には生活感が欠如していた。生活人からみれば,遊戯療法を受ける場所と時間は生活から疎外された空間であり,時間であった」と指摘している。

　遊戯療法に対する批判は,言語・認知障害説の影響も受けた。例えば,高木(1972)は,「自閉児の言語障害説を考える以上,従来の対人関係の疎通を第一目標としておこなってきた遊戯治療ではなく,行動療法的の接近とか言語の徹底した訓練という事を考えざるを得ないであろう」と述べている。また,小澤(1984)は,中川(1978)が「個人的な遊戯療法を中心とした絶対的受容とでもいう心理療法が行われてきたが特別の場合を除いて,言語や認知の発達には効果がみられないことがわかってきた。ただ,対人接触の改善はある程度みられる」と述べていることに対し,「従来の遊戯療法に対する否定的見解と同時に,自閉症治療の目標の変更,つまり『対人接触の改善』は副次的位置を占め,言語認知発達への効果が注目されていることがわかる」(小澤, 1984) と指摘している。特に70年代から80年代にかけては言語・認知障害説の台頭により行動療法が注目され始め,遊戯療法 VS. 行動療法の激しい論争が学会のシンポジウムで展開された(神野, 2003)。1976年の教育心理学会のシンポジウム

では，丸井文男は行動療法からの批判に対し，「対人関係の改善については，心理療法の際の患者―治療者のかかわりのなかで，患者の自我のなかに治療者が位置づけられることによって，新しい対人関係経験ができることが基礎である」と遊戯療法の意義を主張した（神野，2003）。

このころ，山中（1976）は，自閉症＝分裂病論を再提唱し，「本邦初の本格的自閉症治療論」（山中，2005）を発表した。ここでは，自閉症は自己が未成立なために，安定した基盤を欠き，不断に外界のうちに変わらないものにしがみつき，やっとのことでかりそめの〔自己同一性〕を維持していると理解されている。そして精神療法的接近によって，彼らに基本的安全感を獲得させ，それを通して感情や情緒の復活を可能にするとの治療論を展開し，〈積極的配慮を伴った絶対受容の時期〉〈共生的段階と，強い攻撃性発現の時期〉〈象徴的遊戯の時期〉〈母子一体性の時期とそれに続く言語獲得の時期〉〈社会化の時期〉へと進む治療過程を示している。しかし，この中には「自閉症児の親をおとしめる」（山中，2005）と解釈される内容が含まれていたことから激しく批判されることとなった。

b）心理療法の枠の広がり

心因説から言語・認知障害説への転換によって，自閉症児へのアプローチは根本的に変わりつつあったが，そうした研究動向はまだ一般的な通念にはなっておらず，「一方では自閉症への関心が高まり従来の遊戯療法が広がりつつあるのに，他方では遊戯療法を全面的に否定する各種の訓練法が新しく起こるというように，さまざまなアプローチが混在し始めた」（山上，1997）。

子どもと1対1で密室の中で行うという枠にこだわらない心理療法的アプローチも提案されていった。例えば，山上（1973）は，従来の臨床心理学的観点だけでなく発達心理学の観点を合わせ，自閉性障害の改善と精神発達の促進をめざし，心理療法を日常生活と切り離された非現実的なものではなく，日常生活と連続性をもたせようとした。子どもの変化やかかわりのむずかしさを母親とセラピストで共有し，母親が子どもへのかかわりの糸口を発見し，日常生活とプレイの様子を関連付けて理解するため，母親が観察する中でプレイセラピーを行った（山上，1999）。また，後藤（1976）はプレイルームという枠組を

外し,「あらゆる時にあらゆる所で接触する」ことを大切にし,親子一緒に,親と話しながら子どもの遊びを見ることも行った。石井（1982）は,子どもの気持ちを「受容」し,子どもの気持ちと「交流」をはかり,「人間関係」を築いていくことで,人の支えを得ずに刺激を排除する問題回避というスタイルから,人の支えにより問題に取り組むというスタイルへと変えていこうとする「受容的交流療法」を生活の場である施設で実践した。また,東山（1975）の「集団プレイ・コミュニケーション療法」,大学での集団的個人遊戯療法（丸井・蔭山・永田・加藤・佐藤・福沢・須賀・神野・伊藤・小沢・沼尾・長戸・内田, 1971; 村田・皿田・井上・遠矢・田中・藤原・大隅・名和, 1975）など,集団を活用した取り組みも開拓されていった。

このように心理療法の枠組みが広がる中で,「特定の人との濃厚な接触を通じて,人間とのつながりを体験させていくという側面が一方では必要」（玉井, 1979）と, 個人療法的なかかわりの意義を問い直す指摘もあった。山上（1973）も,母子関係や子ども集団との相互協力的関係を前提として,治療者との1対1の治療・教育的関係は,自閉性改善と発達促進のための細心の指導のため必要であると述べている。

c）治療教育から学校教育への広がり

心理療法的アプローチの全面否定を受けて,教育や福祉領域での取り組みを模索する時代が始まった（山上, 1999）。自閉症研究は飛躍的に増加し,心因説が否定され,予後研究によって「治癒」がないことが明らかになっていくと,自閉症は「疾患」ではなく「障害」であるという理解がなされるようになり,医学の「治療」という考え方から,広く教育,福祉などでの「支援」が考えられるようになっていった。遊戯療法についても,「さまざまな環境調整・生活指導・家庭とのよりよい関係づけ,さらに学校施設等,社会とのよき連携のもとで初めて功を奏する」（川端, 1971）と考えられるようになった。

1965年にはアスペルガーが特別講演を行い,自閉症児を「治療教育の理論をもって指導することによって高度の能力をもった人間として社会生活に参加させ得る可能性を述べ」（石橋, 1966）,さらに平井（1968）が『小児自閉症』において,アスペルガーの治療教育を紹介し,支援者の積極的で能動的なアプ

ローチの重要性と，その社会適応性への有効性を示したことにより，治療教育の方法が広がっていった。中根（1969）によれば，1960年代末期には，「自閉症の治療はもっぱら心理療法であった」が，「母子間の病的力動を解放して患児の対象関係を確立させることを目指した純粋な意味での心理療法」と「患児との間に疎通性を増加させつつ自発性を開発し，かれらの社会的適応能力を獲得させるべく努める治療教育的方向」の2つの方向性に分かれてきていたとのことである。そして，「治療教育という考え方の上に普通学級を中心とした学校教育が始められた」（太田，1995）。

　1969年，情緒障害学級が最初に設置され，以降急速に増加，1978年，統合保育の実施，1979年，養護学校義務制により多くの自閉症児が入学することとなった。また，1977年には，1歳半健診が開始され各自治体では早期療育が活発に行われるようになっていった。このように1980年ころまでには療育，保育，教育と制度的には整備されていった（神野，2003）。

(4) 発達障害説の定着，高機能群への注目―1980年代頃―
①自閉症概念

　1980年，DSM-Ⅲでは幼児自閉症が「広汎性発達障害」カテゴリーに含まれ，自閉症は「発達障害」のひとつとして定着する。1981年，ウイング（Wing, 1981）によって「アスペルガー症候群」概念が導入され，知的障害のない高機能群が注目されるようになった。自閉症は再び大きな転換をむかえ，言語障害ではなく社会性の障害を中核とする発達障害としてとらえられるようになった。

　ラターの言語・認知障害説は，なぜ，早期から見出される対人交流の大きな遅れが「二次的」にもたらされるのかを説明できなかった（滝川，2004a）。また，知的な遅れが少なく言語発達もみられる「高機能自閉症」と呼ばれる子どもたちが抽象思考や概念形成ができるにもかかわらず「自閉症」と診断せざるをえない対人交流の困難さや社会性の障害をもっているという臨床事実は，ラターの説を根底から揺るがすものであった（滝川，2004a）。ラターの言語・認知障害説が否定されると，感情認知障害説，「心の理論」障害説，遂行能力障害説と新たな学説が次々に出されたがどれも定着しなかった。そして，「成人

に達した自閉症者が，その症状や臨床像を大きく変えながらも，対人認知に特異な困難を抱え続けることが注目され，『早期幼児自閉症』や『小児自閉症』といった発達早期の特異な発達障害という理解から，ライフサイクルを通じて持続するきわめて重篤な発達障害として『自閉症』が理解されるようになっていく」(山上，1999)。

②治療法の広がりと遊戯療法

1980年以降，行動・認知系の治療法が注目されるようになり，オペラント法による治療教育的訓練や適応のためのスキルの獲得に重点がおかれるようになった。そのために「ややもすると自閉症児の主体性や心が置き去りにされる傾向」(神野，2003)がみられた。認知発達治療，TEACCHプログラム，感覚統合療法なども行われるようになった。教育現場では集団という環境を活用することが注目された。十亀(1981)は「子どもをつねに正常な子どものなかで育てていくということが大切」と述べ，集団行動のスキルと言葉の習得には，同年代の他の子どもの行動を模倣することが有効であるとした。一方，外的な基準でのみ教育の効果を判断することに対して，彼らの主体的な行為を吟味する必要性と，彼らが本当に喜びを感じて意欲的に取り組むことが何であるのを見逃してしまう危険性を指摘する声もあった(内堀，1981)。また，小澤(1984)は，これまでの治療のあり方を「治療を効率的に進めるために生活や教育，家庭や地域をいかに利用し得るかと考えるような治療中心主義的発想」であったと批判し，「まず生活がある」として，遊戯療法という枠組みから生活の場へと出ていく必要性を指摘した。

スキル獲得への支援が優勢となるなか，平井(1983)は，従来の遊戯療法による実践を『自閉症の遊戯療法』にまとめた。その中で，「遊戯療法が治療効果をあげることは，自閉症との長いつき合いの中でわれわれが体験してきたことであり，だんだんに自信をもつようになった方法である」と述べ，無効論は「我が国では真の遊戯療法は行われず，まねごとにすぎなかった」からであるとして，見直しを主張した。また，1984年には，心理臨床学会より心理臨床学研究が刊行され，その第1巻で伊藤(1984)は，遊戯療法において自閉症児が対象関係を通して身体像を獲得し，自己を見出す過程を示し，現在の心理臨

床学における自閉症の遊戯療法論の基礎を築いた。続いて，李（1990）が「同一化による共生体験」による他者へと開かれた言葉と身体の生成を論じている。

(5) 関係性の障害という視点からの理解—1990年代頃—

　1990年代には，乳幼児精神医学の新たな知見を踏まえて，超早期の母子相互作用の発達的検討を通じて，自閉症児の早期発達への関心が高まった（山上, 1999）。小林（1996）は自閉症を「関係障碍」という視点からとらえ，乳幼児期早期に母子の愛着形成を促進することによって母子の関係発達を支え，子どものこころの発達を支援する必要性を論じた。現在我が国においてこの立場の主流となっているのが，鯨岡（1999）の関係発達論に基づく，関係発達臨床（小林・鯨岡，2005）であり，ここでは，子どもの発達を従来の「個の能力発達」という観点から見る動きを否定して「関係の中の個」として見ることを基本とし，自閉症は，その障害全てが子どもに内発するものではなく，周囲との関係の取り難さが端緒の障害の上に蓄積され，増長されるという，「関係障碍」を随伴すると考えられている。山上（1999）では，多数の臨床事例から自閉症児の愛着の形成が認知発達を促進することが明らかにされ，関係性の発達に焦点をあてた支援の重要性が指摘されている。

　また，高機能自閉症当事者によって自らの内的体験が語られ始め（Williams, 1992/1993），自閉症の内的世界への理解が進み始めた。このことによって，自閉症児者が脅威的な世界に生きていること，独特の感じ方をしていることなどが明らかになり始めた。

②治療法の広がりと遊戯療法

　自閉症を関係性の障害という視点から理解する見方が出てきたことや，母子の愛着形成が認知発達を促進することが明らかにされたこと，自閉症児の内的世界の理解が進んだことによって，自閉症児の遊戯療法の意義を再認識，主張する動きが，日本児童青年精神医学会（岩田・野宮・岩切・山本，2000; 庄司, 1999）や，日本遊戯療法学会（倉光，2000）にみられる。これまでに遊戯療法に否定的な意見を述べてきていた杉山（1995）も，自閉症児の「内的体験を翻訳する」ことにおいて，その意義を認めている。

自閉症児への支援の方法は多種多様になり，それらが相補的総合的に用いられることが必要であると認識されるようになった。1994年の教育心理学会のシンポジウム「自閉症治療の今日的検討」では，異なるアプローチによる討論の末，「精神療法も含めて，さまざまな総合的な治療の組み合わせが必要」とまとめられた（神野，2003）。神野（2003）は，その背景には自閉症の理解が学問的レベルで深まってきたことと，教育・福祉面での制度の改革が大きな要因になっていると述べている。また，原因論と治療法の変遷を振り返り，心因論＝遊戯療法，外因論＝行動療法といった図式にとらわれた臨床家が多かったと指摘している。そして，人間は，障害をもつもたないにかかわらず，生物学的存在であり，心理・社会的存在であり，実存的存在であり，そのどの次元のどのような側面を治療目標とするかによって治療法が異なってくるのは，ごく自然なことであり，遊戯療法は，障害をもった「人間」を対象とし，健康な自我の成長を促すことを目標とすると述べている。

　山上（1997）は，20年にわたる臨床事例を著書にまとめ，心理療法的アプローチの重要性を示した。そこでは，自閉症児への心理的アプローチは，「現実的な生活領域での豊かさを糧としてその本来の力を発揮する」と指摘している。日常の家庭生活場面や，保育園や幼稚園や学校での取り組みとの連携抜きには成り立たないし，それらの代わりを果たすこともできないとしたうえで，「それぞれがそれぞれに独自な，心が育つ糧を備えた場」であり，遊戯療法は自閉症児が生活する現実の場のごく一部にすぎないが，「一部ではあっても，それ本来の課題に答えることが，むしろチーム・アプローチの一員としての責任である」と述べられている。

■4　課　題

　自閉症児の遊戯療法は，心因を想定した非指示的遊戯療法を出発点とし，その枠組みを通して議論されることで否定的な指摘を受けてきた。これらの否定論は，「従来」の遊戯療法の方法や見方では，自閉症児に何が合わないのかを指摘しており，自閉症に合った遊戯療法を検討するための課題を残したと考えられる。

遊戯療法に対する否定的な見解を整理すると，以下の(1)～(3)の点に集約できる。これらが当時，自閉症児が従来の遊戯療法に適合しなかった理由であったと考えられる。(1)～(3)について，現代の状況を踏まえながら，自閉症に合った遊戯療法を検討するための課題を明らかにする。

(1) 遊びのイメージ表現と象徴的理解の不成立

　自閉症児には，従来の遊戯療法が想定したような，遊びによるイメージ表現とその象徴的理解が成立しなかった。自閉症児との遊びの様子は，「治療者が症児のあとをついて歩き，ヘトヘトに疲れはてるか，毎回かわりのないセッションに絶望的になる」（小澤，1984），「多くの自閉症児にとって，普通の意味の対人的なかかわりや接触はむしろ苦痛な体験となることが少なくない。そのため自閉症児は治療場面からの忌避のみを求め，あるいは自己刺激によって自らの感覚遮断をはかる。このような状況で1時間経過」する（杉山，1995）などと回想されている。大多数の幼児の自閉症においては，遊戯療法における象徴的な機能というものはほとんど期待できない（杉山，1995）ばかりか，自閉症児は遊ぶこと自体が困難であるため，遊戯療法の対象とならないと判断された。これらが述べるとおり，自閉症児は，従来の遊戯療法に想定されるような象徴的な遊びを展開したり，遊びに葛藤を表現したりすることは難しい。しかし，ここで問題となるのは，「遊戯療法そのものが困難」（中根，1979）との表現にうかがえるような，遊戯療法は「非指示的」態度のうちに対人的なかかわりが生まれ，象徴的な遊びが展開されるものでなければならないという枠組みの固定化である。

　この指摘は，自閉症児には遊戯療法が合わないということではなく，自閉症児には遊びそのものを助けることにも意味があること，自閉症児の遊びとその過程を従来の象徴理解という枠組みにとらわれずに理解する視点が必要であることを示している。自閉症児の遊戯療法における遊びの意味やその過程をどのような視点からとらえていくのかが検討されなければならない。

(2) 日常生活との不連続性，治療中心主義による混乱

　自閉症の遊戯療法は，医療の中の治療としての枠組みから始まった。遊戯療

法が，唯一の治療法として期待され，「生活から疎外された空間であり，時間」（小澤，1984）として存在したことは，子どもの生活の場である家庭や学校での日常の困難さに目を向けず，子どもに適応行動を身に着けさせられなかったり，混乱を与えたりした。杉山（1995）は，プレイルームでは，日常とは異なった行動規範が許されることによって，自閉症児の日常生活パターンは行動規範を含めて混乱し，悪影響を引き起こすと述べている。当時の治療中心主義的な考えは，子どもの生活の基盤を視野に入れていなかった。この反省から，支援の目は治療場面から生活場面へと切り替わり，生活場面への支援や教育制度の拡充などへと子どもの生活の基礎的な部分への支援が広げられていった。

　現在では，教育・福祉制度が整い，家庭や学校での生活への支援は随分と充実してきている。日常生活への支援を基盤として，遊戯療法は，子どもの生活全体がうまく回るためのひとつの歯車として位置づかなければならない。遊戯療法が子どもの生活を支えるものの一部として位置づくためには，子どもの「日常生活との連続性」がなければならない。しかし，遊戯療法という場が日常生活とは異なる特別な時間や空間を提供し，そこが子どもにとって特別な意味，すなわち「非日常」的な意味をもつからこそ，遊戯療法はその特性を生かして支援の一端を担えるのだと考えられる。

　この指摘は，遊戯療法の場が自閉症児の生活において，どのような場として位置づくことができるのかを，「日常生活との連続性」と「非日常性」とを併せて検討することが必要であることを示している。このことを踏まえて，自閉症児の生活における遊戯療法の場の特性が検討されなければならない。

(3) 非指示的・絶対受容の不適合と養育者への非難・偏見の増長

　自閉症児にとって非指示的，絶対受容の遊戯療法が「有害無益」（十亀，1980）と批判された要因として，「非指示的」「絶対受容」が，自閉症児には「放任」になってしまう危険性があげられる。セラピストからかかわりを持とうとしないのでは，子どもとの交流が生まれないばかりか，子どもが「何をしてもいい」という誤解によって，子どもや家族，生活を混乱させることにもなった。また，この態度は，養育環境への非難と偏見の増長も招くことになった。遊戯療法の「症児を孤立へと追いやった親にかわって症児を受容することこそ

治療の核心でなければならない」（小澤, 1984）との方針や態度は, 親に対する非難のまなざし, 偏見, 親の自責の念を生み増長させた。また, 「親と子の関係を治療者―患者の関係へと変質をせまることとなった」（小澤, 1984）ことも問題であった。

この指摘には, 自閉症児の遊戯療法には, セラピストの積極的関与が必要であることが示されている。自閉症児の遊戯療法を続け, 効果を実感してきた臨床家が, 「非指示的」「絶対受容」を誤解して, 放任し, かかわろうとしないまま継続してきたはずはなく, 何らかの積極的関与を試みながら接してきたに違いない。自閉症児の場合, 遊びを見守っていてもかかわりは生まれない。しかし, 遊戯療法は, 教育的アプローチや行動療法的アプローチのようにあらかじめ課題を設定しないし, 子どもがどこに向かうのかをあらかじめ決めず, 指示もしない。このことが他のアプローチと異なる最大の特徴である。このような特性を生かしながら, 子どもの自発的な遊びに対するセラピストの積極的な関与のあり方が検討されなければならない。

以上のことから, 自閉症児の遊戯療法には, 以下の〔1〕～〔3〕が課題として残されていることが明らかになった。すなわち, 〔1〕自閉症児の遊びとその過程を理解する視点, 〔2〕生活における遊戯療法の場の特性, 〔3〕セラピストの積極的関与のあり方, を明らかにすることである。

本書では, これらの課題を検討しながら, 自閉症児の遊戯療法の可能性を探る。

■5　本書の目的と構成

(1) 目　的

本書の目的は, 自閉症児の遊戯療法の可能性を論じることである。具体的には, 以下の〔課題1〕～〔課題3〕について検討し, 自閉症児の遊戯療法の臨床的仮説モデルを生成することである。

　　〔課題1〕自閉症児の遊びとその過程を理解する視点

〔課題2〕生活における遊戯療法の場の特性
〔課題3〕セラピストの積極的関与のあり方

(2) 方法と構成

　序章では，自閉症児の遊戯療法を歴史的に概観し，「課題1　自閉症児の遊びとその過程を理解する視点」，「課題2　生活における遊戯療法の場の特性」，「課題3　セラピストの積極的関与のあり方」について検討する必要性が明らかにされた。また，課題1〜3を明らかにし，自閉症児の遊戯療法の臨床的仮説モデルを生成するという目的が述べられた。

　第1章では，「課題1　自閉症児の遊びとその過程を理解する視点」が検討され，「『自閉症的不安』を乗り越える」という独自の視点が提示される。

　第2章〜第6章では，本書の考える「『自閉症的不安』を乗り越える」遊戯療法とはいかなるものかが，5つの自験例によって示され，各々について事例研究が行われる。

　第7章では，第2章〜第6章の5つの事例に基づき，「課題2　生活における遊戯療法の場の特性」，「課題3　セラピストの積極的関与のあり方」が検討され，最後に「『自閉症的不安』を乗り越える」遊戯療法の臨床的仮説モデルが生成される。

付記

　本章3，4は，古市（2018）に，加筆・修正を施したものである。

第1章
自閉症児の遊戯療法における遊びとその過程を理解する視点の検討

本章では,「課題1　自閉症児の遊びとその過程を理解する視点」について検討する。筆者の自閉症児の遊戯療法に対する基本的な考えを述べながら,独自の視点を導きたい。

■ 1　本書の自閉症理解

現在,自閉症の本態をめぐる議論は続いており,「何らかの脳の機能障害」を前提にその「何らか」を明らかにしようというのが一般的である。その中にあって,滝川（2003, 2004a）は,改めて精神発達とは何かを問い直すことでカナーから現在まで続く議論の限界を指摘し,独自の自閉症論を展開している。本書の自閉症理解は,この滝川（2003, 2004a）に依拠する。以下に滝川の説を要約する。

> 精神発達とは,「子どもがまわりの世界への理解とかかわりを深めてゆくプロセス」であり,「まわりの世界をみんなと共有できる形で理解してゆく（理解）,同時にその共同世界に自分もその一員として関係を育んでゆく（関係）,それによってこの世界を周りのひとたちと同じふうに自分も共有していく,その歩み」である。この歩みは,「理解する力」と「関係を結ぶ力」の2軸が相互に支えあい,関係を通じて理解が深まり,理解が深まるにつれて関係も深まるというかたちで,いわば両者のベクトルとして進んでいく。その力には自然現象としての個体差があり,連続的に分布する。自閉症スペクトラムは「関係を結ぶ力」が相対的に大きく遅れているところに分布する人たちを指す（図1）。

すなわち，自閉症スペクトラムとは，「関係を結ぶ力」が平均的な力と比べて相対的に弱い人たちを指すのであり，何らかの脳の機能障害の有無によって，自閉症スペクトラムとそうでない人との明確な境界がつくられるというわけではない。「関係を結ぶ力」が相対的に弱い人たちの中で，「理解する力」も弱い人たちを「自閉症」，「理解する力」は平均に近い人たちを「高機能自閉症」，「理解する力」が平均より高い人たちを「アスペルガー障害」，これら全てを総称すると「広汎性発達障害」や「自閉症スペクトラム」となる。本書では，このように考え，「関係を結ぶ力」が相対的に弱いと判断される人たちを総称して「自閉症スペクトラム」ととらえている。

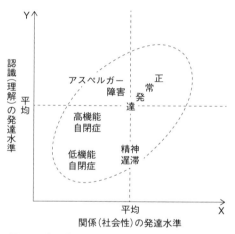

図1　正常発達と発達障害の連続性（滝川，2004a）

■2　本書における自閉症の遊戯療法の基本的見解

(1) 発達支援的なかかわりの場

遊戯療法はそもそも神経症圏の子どもを対象として編みだされ，発展した技法であり，自閉症など重篤な発達障害や精神疾患にはその効力に疑問が呈されてきた（村瀬，2003）。一方で，クライエントのもつ問題が心因か発達障害かによって，遊戯療法の目的や方法を変える必要性も説かれてきた（村瀬，2003; 滝川，2004b）。例えば，村瀬（2003）は，「遊戯療法にはおおまかに分

けると二種類あると考えられる」とし，一つは，心因性の問題を中核としたクライエントとの遊戯療法であり，もう一つは発達障害のクライエントとの遊戯療法であるとする。発達障害のクライエントには，「遊戯療法を含めた援助において特異な能力を少しでも伸ばしたり，一方で苦手な課題に配慮したりという成長促進的な，治療教育的なアプローチが必要となる」と指摘している。

　このように，まず，遊戯療法は「心因の問題を対象とする遊戯療法」と「発達の問題を対象とする遊戯療法」に分けて考える必要がある。「心因の問題を対象とする遊戯療法」では，「回復する」ことが期待されるのに対し，「発達の問題を対象とする遊戯療法」では，「発達する」ことが期待される。すなわち，前者が「良い状態に戻る」というような過程であるのに対し，後者は「先の状態へと進む」という過程であるという基本的な違いがある。

　滝川（2004a, 2008）は，かつての自閉症の遊戯療法への批判と反省を基に，発達障害児の遊戯療法の基本を次のように論じている。以下に滝川の論を要約する。

　　遊戯療法とは，「遊び」を通して子どもと交流（関係）し，それによって子どもの心身や行動のあり方に好ましい変化や成長をもたらすことを目指すものである。遊戯療法の基礎となる理論はいろいろあるが，アクスラインの考案した「非指示的遊戯療法」が「アクスラインの8原則」として理論的立場を超えて，治療者の基本的態度とされている。子どもにプレイルームでの非日常的な時間と空間を保証し，そこで心身をのびやかに解放させたり，遊びを通してファンタジーを自由に表現させたりしながら葛藤をときほぐしてゆこうとするのが基本的なコンセプトとなる。非介入的に子どもの遊びに寄り添ってゆくのが原則であり，遊びを子どもの内的な世界の象徴的な表現としてとらえようとする。

　　しかし，発達障害児の場合，アクスラインの遊戯療法の方法のままではうまくいかない。なぜなら，発達障害をもつ子どもたちは，一般の子どもたちのように遊びを自力で発展させてゆく力が不足している。遊びがおのずと発達を促し，その発達が遊びを高度にし……という歩みがきわめてゆっくりでつまずいたり足踏みしたりしがちであり，そこにその子の障害の

あり方や発達のレベルに応じた工夫と配慮を細やかにしながらともに遊びつつ発達を促すはたらきかけが必要となる。子どもからの力が弱い分だけ，こちらがそれをカバーして，むしろこちらから一歩能動的にかかわりに入っていくのが，こうしたケースの遊戯療法では重要である。そのような発達支援的なかかわりが，発達障害児における基本である。

　発達障害の中でも，自閉症児の心理療法について，山上（1997）はその本来の課題を，「子どもの内から溢れる，主体的に固有の世界を切り拓こうとする力に焦点をあて，自我形成に目を注ぎ，自我を守り育てる場になること」としている。自閉症児にとって心理療法の場は，「基本的関係性に繰り返し立ち戻りながら，そこを拠り処として日常場面に道を切り拓き，自我形成のための経験を積んでいく場」であり，「人格変容としてより，自我の育ちそのものを守る保育的器としての意味合いが強い」と述べている。
　本書の自閉症児に対する遊戯療法の基本的見解は，上記の滝川（2004a，2008），山上（1997）に依拠している。すなわち，自閉症児の遊戯療法は，発達支援的なかかわりを通して，自我の育ちを守り育てる場であると考えている。

(2) 人との関係の体験の積み重ねの場

　自閉症を「関係を結ぶ力」が相対的に弱い人たちであると理解すると，自閉症児が示す多種多様な症状や問題の源流は，「人との関係の体験の積み重ねの不足」であると言える。すると，自閉症状や問題とされる行動に対し，それらを個々に取り出して改善や消失のためのスキルの獲得を目指すだけでは不十分であり，それらを形成してきた「人との関係の体験の積み重ねの不足」を補っていくことが欠かせないはずである。「人との関係の体験」を積み重ねて共有世界を広げ，自我形成をはじめとする精神発達の土壌を肥やそうとする支援が必要である。このような支援は，ことさら支援と呼ばずとも，通常の生活の中にある「大人─子ども」のかかわりである。養育的教育的環境の中で，大人が子ども側の弱さを補うように意識的にかかわることが，子どもの共有世界を広げるための体験の積み重ねになる。しかし，このような大人のかかわりを引き出し，受け止めるために必要な力がなかなか育たないのが自閉症であり，生活

の中だけではこのことに行き詰まることも多い。この行き詰まりに対して，個別の特別な空間と時間を用意して，セラピストとの遊びを通して体験できるよう支援するのが，筆者の自閉症に対する遊戯療法の基本的方向性である。

(3) 共有体験によって共同世界へと導く場

「関係を結ぶ力」の弱さは，「私たちがみなで共有しているようにはこの世界を共有しきれない」「共有に遅れる」という結果を招く（滝川，2008）。滝川（2008）は，自閉症状や問題とされる行動は，彼らが「共有が遅れる世界」に生きていることによると考えることで説明できるとしている。そして，ここに自閉症児の困難さや苦しみがあり，「共有こそが重要な課題」と述べる。

滝川（2004a）は，自閉症の精神現象を「こころが共同性をはらむことの遅れ」であるとし，次のように論じている。以下に要約する。

> 我々の精神現象はひとりひとりの個体の脳の内部で生起している現象でありながら，その個体の脳の外におおきな社会的・共同的なひろがりをもった現象として初めて存在する。人間にとって「世界」とは，たんなる物質的な自然環界ではなく，人間同士の関係の世界，長い人類史を通してつくりあげられた「社会的・文化的な共同世界」として存在している。生まれ落ちた赤ちゃんがこれから知ってゆき，かかわってゆかねばならぬ環界とは，こうした人間固有の（非物質的な）共同世界である。
>
> 「こころ」の形成，すなわち精神発達とは，一個の個体（孤体）として生まれ落ちた子どもが，養育者への依存にはじまって，人々が互いに依存しあう共同性の世界へとしだいに歩み入ってゆく過程にほかならない。こころのはたらきは独立した個々の個体の脳内で生起するものでありながら共同的なもので，こころはたえず共同的なものへ向かわんとはたらきつづけている。個体的でありながら共同的であるという矛盾から成り立つことを本質としている。その矛盾した本質ゆえにこそ，自閉症と呼ばれる精神現象が生じる。
>
> 自閉症は，こころが共同性をはらむことの遅れとして精神現象が生じる。自閉症児は，もっとも依存的であるべき乳幼児期においてもなかなか人に

頼らない。人に依存せず独自に身につけた理解や行動様式は，まわりの人たちと共有されるべき共同性をそなえにくいものとなる。しかし，カナーが最初の論文で「われわれの子どもたちは，はじめは局外者であった世界に，用心深く触手をのばしながら，しだいに歩みはいってゆく」と記述したように，自閉症の発達の歩みにも，矛盾を抱えつつ，なお共同性へと向かわんとしつづけるこころ本来のはたらきが見出せる。

　このように自閉症を理解すると，遊戯療法では，セラピストが自閉症児との「共有」を生み出し，広げ，育てることによって，子どもを日常的・現実的な共同世界へと導き入れていこうとすることが重要であるといえる。このようなかかわり方は，特に「療法」と呼んで日常生活でのそれと区別されるものではない。しかし，遊戯療法は，時間の経過にそって遊びが連続的にとらえられる過程をもつことができる。また，セラピストは，遊びや関係の意味を臨床心理学や発達心理学などの理論に照らしながら読み，見通す専門性がある。このように遊びや関係の連続性や展開の筋を読みながら，その過程に伴走しようとするのが，筆者の自閉症児の遊戯療法に対する基本的態度である。

■ 3　自閉症児の遊戯療法の効果

(1) 効果をどう考えるか

　自閉症児は，人生早期からの人との関係の体験が希薄となるため，その部分に働きかけることが必要である。しかし，この関係を結ぶ力が弱いということ，それこそが自閉症なのであり，遊戯療法がこの根源的で最も弱い部分へ働きかけるというとき，その意義のわかりやすさに対して，効果はわかりにくい。

　基本的に，対人関係とそれを基盤とする諸機能の発達が期待される。具体的には，セラピストとの関係がとれるようになること，疎通性が良くなること，遊びが高次化していくこと，言葉の理解や会話がスムーズになっていくこと，家庭や学校での適応がよくなることなどであり，このことがセラピストによって観察され，養育者や保育者，教師など周囲の大人から報告されることで確かめられる。また，発達的な伸びは明らかでないが，情緒の安定に役立っている，

来所を楽しみにすることにより意欲的になる，日常生活の励みになっている，というようなことも保護者から聞かれる。

　そもそも個体に生得的に備わる能力や環境には，発達という視点からみると個々に限界がある。むろん，発達の遅れが少しでもカバーされていくことを願うものの，限界があることも認めざるを得ない。そのような現実に対して，常に「できるようになる」ことを目指し，測定できる結果を出すことだけを効果とするのは，心理臨床的アプローチである遊戯療法の持ち味を失ってしまうことになるだろう。遊戯療法は，子どものありのままの姿とそれに寄り添うセラピストという関係を基盤としており，「伸びる」「できるようになる」といった目的を外して子どもとかかわることができることも特徴のひとつである。このことが子どもや養育者にもたらす心理的効果があることも忘れてはならない。障害をもつ子どもの遊戯療法は，発達支援の一つの方法でありながら，一方で，「伸びる」「できるようになる」ことに対する具体的目標を掲げずに寄り添うことも重要だと考えている。

(2) 実感として得られる効果

　遊戯療法の効果について，治療者へ向ける視線の回数や質の違いを検討したり（Alvarez & Lee, 2009/2012），儀式的行動の改善や自主性の向上などに注目してそれらを量的質的に測ったり（Josefi & Ryan, 2004），遊戯療法の経験の有無による発達指数の変化を比較したり（井芹・加藤・田中・畑中・小木曽・土井・河合・田中・高嶋・長谷川・黒川，2014）して示すことが試みられている。これらのように，遊戯療法の効果を特定の行動や発達指数の変化でもって客観的に示すことは重要であろう。

　しかし，そもそも「発達」とは，何かが「できるようになる」「わかるようになる」などの，課題解決能力の量的増大を単純に意味するのではない（山上，2014）。発達とは「時間的経過の中で，個々の行動が一定の連関をもちながら変化する過程」（村井，1980）であり，殊に，人と人が関係しながらその原動力を育もうとする遊戯療法の効果は，ある特定の行動の変化や数値で表されるものではない。かかわってきたプロセスを通して実感として得られるものが遊戯療法にはある。

子どもとの関係を生きる当事者である大人たちが，子どもの姿や子どもとの関係性の変化を実感するときがある。遊戯療法を通じて，子どもや子どもとの関係の中の「何か」が育っていく，「何か」が育った，という実感である。このように，目の前の子どもに，一回り「強くなった」「大きくなった」「成長した」という感慨が湧いてくるとき，共に歩んできた過程の中で，子どもと子どもとの関係に重要な発達的変容が起きていたことを実感するのである。このプロセスの中で得られる実感を「効果」と呼ぶことに違和感はある。しかし，自閉症児の抱える困難さに対して，我々ができることは極めて限られている。さまざまな支援が組み合わさって総合的に一人の自閉症児を支援できる，それでも十分ではないと考えると，「遊戯療法は何ができるのか」という問いに対する答えを「効果」とよんで，明確にしていくことも重要であろう。このような意味で，この実感が示すものを遊戯療法の効果として考えてみたい。

(3) 発達的危機を乗り越えたという実感

　ヴィゴツキー（Vygotsky, L. S.）は，子どもの誕生から青年期に至るまでの発達を，「危機的年齢の時期」と「安定的時期」との順次的交代によって時期区分している（柴田，2006）。「危機的年齢の時期」は，全て子どもの発達における移行期であり，転換点である。この時期の消極的内容は，その「危機的年齢の時期」の主要な基本的意味をなす人格の積極的な変化の裏側，あるいは影の側面にすぎない。例えば，強情，片意地，反抗癖など，しつけが難しくなる〈三歳の危機〉の積極的意義は，ここで子どもの人格の新しい特徴が発生することにある。この〈三歳の危機〉が何らかの理由によって不活発で，内面的・外面的葛藤を経ずにいると，次に続く年齢で子どもの人格の感情的・意志的側面の発達に深刻な遅滞が生じる（柴田，2006）。

　また，エリクソン（Erikson, E. H., 1963/1977）は，「心理社会的発達は危機的段階の解決によって前進する」という。危機とは「転機の特質であり，前進か退行か，統合か遅滞かを決定する瞬間の特質」であり，危機を乗り越えることによって次の段階へ進むとする。例えば，乳児期の危機は信頼感の獲得であり，これが達成されればよい状態で次の段階へ進むが，達成できなければ基本的不信をもつことになる。発達的危機は，どの人も生涯の中で必ず直面し，こ

の危機を乗り越えることによって人格の成長があるとし，危機は同時に成長のチャンスでもあるとする。

遊戯療法の効果を，これらのように「発達的危機を乗り越えること」という視点からとらえると，筆者の実感と合う。目の前の子どもが一回り「強くなった」「大きくなった」「成長した」と実感するとき，以前の姿を重ねて自閉症ゆえの発達的危機を乗り越えてきたプロセスを振り返ることができるのである。

■ 4　自閉症の発達的危機と不安

(1) 自閉症の発達的危機の背景

山上（1998）によれば，自閉症児は，特異な発達障害と体験様式ゆえに脅威や不安に曝され易く，発達の節目ごとに独特の危機に陥るという。滝川（2004a，2004b，2008）は自閉症児のこのような状態を「未知のジャングルを孤独に探検しつづけているみたいな状態」とたとえ，自閉症児が生きる「不安が高い世界」を以下のように説明する。

> 自閉症児は，認識の遅れがもたらすじゅうぶんな理解や対処ができない世界を生きねばならないことの不安と緊張に加えて，依存に大きく遅れるため孤立的な精神生活のなかでなんでも自力で対処して，支えや守りがなく不安緊張にひとりでさらされるままにいる。しかも理解のしかたや対処のしかたを，依存を通して身につけられないため，発達はいっそう遅れやすくなり，高い不安と緊張のなかにこころが長くおかれ続ける結果となる。認識には遅れのない「アスペルガー症候群」と呼ばれる子どもたちも，やはり不安や緊張は高く，だから些細な状況変化にも弱い。知的な認識は高くても，関係の発達の遅れのぶんだけ依存に乏しい孤立した精神生活の度合いが大きいからである。また，その認識水準は高いといっても，関係を通して周りから学ぶよりも知力にまかせて自力で獲得する度合いが大きい分だけ，よくいえば独創性が高い，裏目にでれば独りよがりで常識から浮いたものになりやすく，どうしても社会的な困難や失敗にぶつかりやすい。

自閉症児は，本来人に依存することで歩んでいける共同性への道を，人に依存できないために独自に歩んだり，立ち止まったりしている。そうして自己の内外に広がっていく（あるいは広がらない）世界は，共同性が低く固有性の高い世界となる。共同性が低く固有性の高い世界に生きるということは，孤独で不安の高い世界に生きるということである。自閉症児が生来的，本質的に抱えている「人との関係の遅れ」という問題は，不安や恐怖を生起し，それがまた「人との関係の遅れ」を招く。自閉症の発達的危機の背景には，「関係の遅れ」と「不安」とが深く関連していると考えられる。

(2) 自閉症の不安の特徴
①不安の高さ
　自閉症の当事者によって，彼らの内的体験世界が脅威や不安に満ちたものであることが報告されてきている（Grandin & Scariano, 1986/1993; 泉, 2003; McKean, 1994/2003; Williams, 1992/1993）。これらの自伝からは，高機能児といえども少なくとも幼児期には脅威的な世界に曝されていることがわかる（杉山, 2008）。例えば，ウィリアムズ（Williams, 1992）では恐怖や怖れといった単語が頻繁に書かれており，マッキーン（Mckean, 1994/2003）では，自閉症の人の感情の主たるものは恐怖であると述べられている。また，泉（2003）では，自分にとって，世の中の全ては「不安や恐怖をもたらすもの」と「辛うじて不安を感じさせないもの」の二種類しかないように感じられ，心は常にその間で不安定に揺れ動いているという。

　また，多くの研究が，自閉症児が高い割合で不安障害を併存すること，高い不安症状を示すことを報告している。自閉症児の84%が不安障害に当てはまるとの報告もある（Muris, 1998）。非定型の自閉症児でも半数近くからそれ以上が不安障害の診断基準に当てはまるとの結果が示されている（de Bruim, Ferdinand, Meester, de Nijs, & Verheij, 2007; Simonoff, Pickles, Charman, Chandler, Loucas, & Baird, 2008）。また，非臨床群においても，親および教師の報告から自閉症児者には不安症状が多くみられること（Lecavalier, 2006），比較的適応のよい大人の自閉症者への自己評価においても不安の高さが存在すること（伊勢・十一，2014）が示され，他の障害との比較によっても，自閉症

児者の不安の高さが明らかにされている（Rodgers, Riby, Janes, Connolly, & McConachie, 2012）。これらの研究結果によって，自閉症児者は年齢や認知レベルにかかわらず，共通して不安の高さを示すことが明らかにされている（Bellini, 2004; Gillott, Furniss, & Walter, 2001; Gillott & Standen, 2007; Kim, Szatmari, Bryson, Streiner, & Wilson, 2000; White, Oswald, Ollendick, & Schahill, 2009）。

②不安の独特さ

　自閉症児者の感じる不安の対象が定型発達の子どもとは異なることも示されてきている（Gillott & Standen, 2007; Matson & Love, 1990）。自閉症児が騒音や動く物，変化や不完全性など，独特の不安や恐れをもつことは，カナー（Kanner, 1943）による最初の自閉症についての論文にも記述されており，臨床的にもよく観察され指摘されてきたことである。メイズら（Mayes, S. D., Calhoun, Aggarwal, Baker, Mathapati, Molitoris, & Mayes, R. D., 2013）は，自閉症児の独特な恐怖は一般によく知られているにもかかわらず，これに関する研究はほとんどないことを指摘し，半数近くの自閉症児に変わった恐怖の対象があること，カナーが最初の論文に示した掃除機やエレベーター，風などがよく見られること，トイレへの恐怖が多いなどという特徴があることを明らかにしている。他にも，自閉症児者には，不確実さや変化，儀式に関することなどが特有のストレス源となること（Groden, Diller, Bausman, Velicer, Norman, & Cautela, 2001）や，感覚刺激や変化への対処などが不安感と関連していることが明らかにされている（Gillott & Standen, 2007）。長曽我部・早崎・戸ヶ崎（2009）では，不安の背景を「イメージ力の低さ」「制御力の弱さ」「言語表出力の弱さ」「見通しの弱さ」「体力の弱さ」に分類できることが示されている。

　また，自閉症児の不安の特徴として，クウシッコら（Kuusikko, Pollock-Wurman, Jussila, Carter, Mattila, Ebeling, Pauls, & Moilanen, 2008）は，定型発達群に比べて，加齢に伴って社交不安症状が増加すること，このことは定型発達の子どもにはみられないことが報告されている。

③自閉症の不安に対する支援の動向

　自閉症児の不安に対してはその軽減や解消，回避，対処スキルの獲得を目指した支援が主流であり，特に認知行動療法（Cognitive Behavior Therapy，以下 CBT）の有効性が示されてきている（Chalfant, Rapee, & Carroll, 2007; Scarpa & Reys, 2011; Sofronoff, Attwood & Hinton, 2005; Sze & Wood, 2008）。これらでは，認知的介入，行動的介入が相互に作用して不安症状の改善に効果をもたらすことが報告されてきている。CBT を自閉症児の認知や情動特性に合わせて改変し，技法をアレンジして実施したり（Attwood, 2003; 川端・元村・本村・二宮・原・石川・田中・米田，2011），自閉症児の興味関心を利用して不安を可視化したりする（濱田・岡崎・瀬戸口，2015）など，自閉症児の特性や実施環境に合わせた不安をコントロールするプログラムも実施されている。また，予防，不安への対処教育にも CBT が用いられ始めている（Attwood, 2004/2008; 千葉大学子どものこころの発達研究センター，2014; 望月，2011）。ここでは，不安という感情を正しく理解し，不安に伴って生じる認知や行動の傾向を客観的にとらえ，不安への対処法を学ぶことによって，子どもが自分の力で対処できるようになることが目指されている。

　TEACCH プログラム（Treatment and Education of Autistic and related Communication handicapped Children）では，彼らの知覚と周囲の人や環境から提示される刺激や情報の意味との間に存在するギャップを丁寧に埋めていくように援助することを基本方針とし，「視覚的構造化」の原理や方法による物理的構造化や活動・作業のスケジュールの構造化など，環境側を調整することによって彼らの不安や混乱を軽減，解消した環境を用意しようとする（佐々木，2003）。TEACCH の「自閉症の人に合わせて環境を整備（構造化）し，情報提供のしかたを工夫する。それから自閉症の人にわれわれの文化のなかで共存し適応するための努力を求める」（佐々木，2003）という考え方は，保育や教育の場に広く浸透している。例えば，東条（2003）は，特別支援教育において恐怖感や不安感を引き起こさない環境を用意することが，その第一歩とし，具体的には，静かで安心できる環境の設定，安全な場所や一人で過ごせる場所の確保，一貫性のあるルールの提示，声による指示よりも視覚媒体（文字や絵）を用いた指示，いじめを受けない配慮，集団適応を強要しない配慮を挙げ

ている。

④心理臨床的視点からみた自閉症児の不安

　現在，自閉症児の問題とされる症状や行動は，自閉症の「特性」として理解され，環境の調整，認知や行動への直接的な介入によって，改善や軽減，消去を目指されるのが一般的である。しかし，例えば，自閉症児の特性のひとつとされている反復的行動と不安の強さとの関連が明らかにされているように（Rodgers, Glod, Connolly, & McConachie, 2012），問題とされる症状や行動の背景に，不安をみるという視点は欠かせない。タスティン（Tustin, 1972/2005）は，自閉症状を「早すぎる分離への防衛」として，根源的不安によるものととらえている。臨床心理学的にみれば，自閉症児は二者関係が成立していないため，存在の基盤が脆弱で常に安全感が脅かされている状態にあり，自閉的不安，根源的不安に苛まれているということになる（神野・伊藤，1995）。

　我が国の心理療法的アプローチは，自閉症児の問題となる症状や行動を，不安や恐怖のあらわれとして次のように理解してきた。例えば，李（1990）は，自閉症とは，人生最早期に外界への恐怖のために自らの安全を守るべく反応が生じ，その反応が過度にこり固まったために，情緒的・認知的・社会的発達が大幅に阻害された状態であると理解する。言葉も行為も，根源的には過度の不安から生じているために，融通性を欠く堅いものとなっており，それらは自閉の殻を形成し，他者との関係を隔てる境界となっていると述べている。平井（1997）は，自閉症児が心をもつ対象をもたない世界にいることの背後にあるものとして，根源的欠落感に伴った恐怖，すなわち身体的かつ実存的恐怖をあげている。また，平井（2008）では，自閉症児の対象関係について，自己と対象との間に併存を可能にする共通の土俵が欠如しており，個としての存在を主張する分離性は，自己か対象，どちらかの破局を意味するのであり，このような関係性においては，他者性は自己の存在基盤を脅かす脅威として立ち現れ，かたくなな態度や表情はそのような脅威から身を守るためであると理解されている。酒木（1992）の事例では，クライエントの遷延性反響言語が不安を回避する方法としてとらえられており，佐藤（2010）の事例では，ファンタジーへの没頭が，対人関係における脅威から自己を守りながら自己を表現し，他者と

関係をもつことを可能にする防衛であり，クライエントにとって自己を守る心の「覆い」であると考えられている。

　神野（2007）は，高機能自閉症児との遊戯療法において，不安の源泉が①聴覚過敏に由来する不安，②病気やケガに対する身体の安全に関する不安，③他者評価からもたらされる不安，④自閉性障害（情緒発達障害・認知障害）に由来する不安と移行していくことを見出し，高学年になるにつれてそれらが軽減，改善されていく過程を報告している。また，浦崎（2010）では，他者とのかかわりや学校という現実のなかで自己存在の不安に直面するアスペルガー児童との遊戯療法過程が報告されており，自己存在の不安に対して，アスペルガー症候群の抱える他者理解のうえでのわからなさを支援する重要な他者の必要性や，重要な他者の存在を通して自己を確認していくプロセスが示されている。

(3) 共同性の未獲得という視点からみた不安―「自閉症的不安」の定義―

　山上（2003a）は，共同世界からの疎外は根源的な不安や脅威にさらされることと同義であると指摘する。自閉症児は人に依存できないために共同性を獲得できず，生来的に孤独で不安の高い世界に生きている。根源的な不安や恐怖から始まり，次々に不安にさらされるのは，人との関係の積み重ねの不足による共同性の未獲得の結果とも言える。したがって，これらの不安は，本来人との関係を積み重ねることによってのみ乗り越えていけるものであると考えられる。しかし，自閉症児は人と関係すること自体に不安を覚える傾向が高い。そこで，不安に対処できないと感じると，周囲の世界とのかかわりを遮断したり，人との関係を通さずに自力で対処しようとしたりすることになると考えられる。このように，不安に対処できない状態や，不安に対して人との関係を通さないで対処しようとする姿が自閉症児のさまざまな症状や不適応行動として表れると考えられる。

　このような，人との関係の遅れが招く自閉症特有（あるいは過度）の不安は，自閉症の二次的な心理的問題としてとらえるべきではない。二次的な心理的問題であれば，それを除けば「元の状態に戻る」ことが期待される。しかし，ここで取り上げたい自閉症特有の不安とは，自閉症児が発達の過程で新たに出会うモノ・出来事・人など，自身の身体を囲む日常生活世界とのかかわりにおい

て生起するものであり，それを乗り越えるのに必要な人との関係の積み重ねが足りないために，彼らの行く手を阻むものである。したがって，この不安が軽減されたり消失したりすることは，「元の状態に戻る」のではなく，「先の状態に進む」ことを意味する。すなわち，不安を取り除いて「元の状態に戻る」のではなく，人との関係を積み重ねて不安を乗り越え，その「先の状態に進む」のであり，自閉症の発達における一次的な問題であるといえる。

　自閉症に限らず，発達の過程には誰もが乗り越えていくべき不安がある。多くの子どもは，このような不安にぶつかるものの，それを乗り越えるだけの人との関係を年齢相応に体験し，積み重ねてきていることよって，乗り越えていく。しかし，自閉症児の場合は，それを乗り越えるのに十分な人との関係が積み重ならない。あるいは，一人で乗り越えようとして，その歩みに人が入らない。こうして不安が発達の過程に立ちはだかったまま，歩みを止めたり，歪ませたりするため，発達の危機的状況に陥りやすいのである。

　以上のことから，本書では，自閉症児の発達の過程に立ちはだかる，人との関係の遅れがもたらす自閉症に特有の，あるいは過度の不安や恐怖を「自閉症的不安」と呼び，「共同性の未獲得による自閉症に特有の（あるいは過度の）発達の危機的状況に付随する不安や恐れ」と定義する。

「自閉症的不安」
共同性の未獲得による自閉症に特有の（あるいは過度の）発達の危機的状況に付随する不安や恐れ

■5　「『自閉症的不安』を乗り越える」という視点

(1)「自閉症的不安」への防衛としての症状—【遮断世界】—

　心理臨床的な視点では，自閉症にとって他者は自己の存在を脅かすものである。二者関係をも築くのが困難であるため，人生最早期から外界への過度の恐怖に曝されており，それらから身を護るためにさまざまな自閉的症状や行動が現れると考えられてきた。具体的な症状や行動としては，刺激に無反応，かかわりを拒絶する，その場を立ち去る，一人の世界に入りこむ，パニックを起こ

す，こだわりの世界に没頭する，かかわりをもたない，かたくなな表情や態度，ファンタジーの世界への没頭，遷延性反響言語等があげられてきた。これらの症状や行動は，不安・恐怖への防衛として機能し，他者との関係を隔てる。

　個が共同世界への参入をどれほど果たしているのかの違いはあれ，個は皆，共同世界に囲まれて生きている。そして，共同世界へは，すでにその世界にいる人への依存を通して安心して参入することができる（滝川，2004a）。しかし，自閉症児は，人への依存という方法をとることが困難であり，共同世界に圧倒され，孤立的で不安である。この不安への対処として周囲の世界と自己とのかかわりを遮断するようにみえる。周囲の刺激に無反応であったり，周囲の世界を払い除けたり，その場を立ち去ったりして，まるで別世界にいるかのようである。このようなとき，自閉症児は，個体の外に広がりをもたない世界にいるような状態になる。この世界は，存在が個体の内に閉じてしまい，個体内で循環完結する世界であり，現実世界との関係が生じる場を持たない「非現実」の世界といえる。

　ここでは，自閉症児がこのような「非現実」の世界にいる状態を【遮断世界】と呼ぶ。自閉症児を【遮断世界】に閉じさせるのは，日常生活として身体を囲む共同性の高い世界への不安である。それへの対処として，人への依存という方法がとれずに，【遮断世界】に入ることで安全感を得ようとするのだと考えられる。

　このように考えると，共同世界への参入に背を向けた【遮断世界】の状態が，自閉症児の問題とされる症状や行動であると理解できる。

> 【遮断世界】
> 　現実世界との関係が生じる場をもたない「非現実」の世界
> 　共同世界への参入に背を向けた状態

(2)「『自閉症的不安』を乗り越える」という視点の導出

　【遮断世界】で安全を得ようとしている子どもが共同世界へと歩みを進めていくためには，行く手を阻んでいる「自閉症的不安」を乗り越えていく必要がある。自閉症児は人に依存できないために共同性を獲得できず，不安に囲まれ

た世界に立ち往生していると理解すると，これを乗り越えるために必要なのは，人への依存である。そして，人への依存を通して「自閉症的不安」を乗り越える過程は，個が共同世界への歩みを進める過程を意味する。したがって，「『自閉症的不安』を乗り越える」という視点は，「共同世界への参入」の遅れを本質とする自閉症児の精神発達をとらえる視点であり，「自閉症的不安」を乗り越えるということは，発達的変容を遂げるということである。

　自閉症児の不安に対して，行動療法的アプローチや環境調整によって軽減やスキルの獲得が目指されることが主流である中で，遊戯療法が特に意味をもつのは，セラピストという他者がクライエントと共同作業をしていくことである。不安に対して他者がかかわり共体験していくことに独自の治療的意味があるに違いない。

　遊戯療法は，不安の軽減や解消，回避を直接目指すのではない。不安に立ち向かうための自己と関係性を育むことに焦点があてられる。発達という過程を歩んでいると，「自閉症的不安」を前にそれ以上進めなくなり，【遮断世界】へと入る。そこで，行く手を阻む「自閉症的不安」を乗り越えるための力を遊戯療法で育み，その先にある発達の過程を歩んでいこうとする。セラピストは，このようにクライエントが「自閉症的不安」を乗り越えていこうとする体験に伴走する。やがて，一回り強く大きくなったクライエントの姿をみたとき，かつての不安を乗り越え「その先」にきたことを実感する。この実感は，クライエントを取り巻く大人たちによって共有され，発達的変容を遂げたことが確認される。このような過程である。

　このように遊戯療法の過程をとらえると，自閉症児が，遊戯療法において発達的変容を遂げるとき，その過程では，「自閉症的不安」を乗り越えるために必要な遊びが展開されていると考えられる。以上のことから，自閉症児の遊戯療法における遊びとその過程を理解する視点として「『自閉症的不安』を乗り越える」という視点が導き出される。

■6 提示する事例の「自閉症的不安」と概要

(1) 提示する事例の「自閉症的不安」と概要

　第2章から第6章では，本書が考える「『自閉症的不安』を乗り越える」遊戯療法とはいかなるものかを5つの自験例で示し，各々について事例研究を行う。自閉症に典型的な症状や行動が問題としてみられた，年齢や知的水準が異なる5つの事例で構成する。

　これらの事例は，滝川の発達障害児への遊戯療法論に依拠しながら行ったものであるが，その過程を「『自閉症的不安』を乗り越える」過程として振り返ることができると考えられる事例である。滝川の発達障害児への遊戯療法論を踏襲しながらも，遊びとその過程を「『自閉症的不安』を乗り越える」という独自の視点から理解することで，遊びの意味や連続性，それに伴走するセラピストの役割が明確になると考えられる。また，これらの事例には，自閉症児が【遮断世界】から出て共同世界へと歩む過程が見られており，この過程の展開から，遊戯療法の場のもつ特性について検討できると考えられる。

　各事例の診断名（知的水準），年齢（学年），当初抱えていた問題と推察される「自閉症的不安」は，以下のとおりである。

　第2章は，自閉症（中度の知的障害を伴う），保育園年長～小学2年生の男児の事例である。本事例には，「トイレにこだわる」「シャワーを怖がる」といった行動がみられ，これらの行動の背景には「感覚やモノへの不安」があると考えられる。

　第3章は，自閉症（高機能），1歳9か月～保育園入園前の男児の事例である。本事例は，「人の世界で小さくなっている」「数字や文字にこだわる」といった症状や行動が観察され，その症状や行動の背景には「規則性のない『人』とかかわることへの不安」があると推察される。

　第4章は，アスペルガー症候群と診断された，2歳～4歳の男児の事例である。本事例は，「激しい癇癪」や「母親に過度に密着する」といった行動がみられ，これらの行動の背景には，「母子の外の世界への不安」があると推察される。

第5章は，広汎性発達障害（軽度の知的障害を伴う），保育園年長の男児の事例である。本事例では，両親との分離場面において「現実世界から姿を消すようになる」といった症状がみられ，この症状の背景には「『個』として世界に存在することへの不安」があると推察される。

　第6章は，広汎性発達障害（高機能），小学4年生〜中学2年生の男児の事例である。本事例は，家庭や学校で「言うことを聞かない」「暴言を吐く」「指示に従わない」といった行動がみられ，これらの行動の背景には，他者との違いを認め，「周囲の世界に合わせて生きることへの不安」があると推察される。

　なお，いずれの事例も，DSM-IVの時代に現在の「自閉症スペクトラム」概念に含まれる診断を医療機関から受けている。当時は，発達障害への関心が急速に高まり，「発達障害ブーム」「十把ひとからげどころか，一切合切何もかも根こそぎ『発達障害』とよぶ」（小倉，2006）と表現されるように，発達障害の診断名がつく子どもが急激に増えたという印象であった。第4章の2歳でアスペルガーと診断された事例は，当時の「早期発見・早期診断」といった流れの中で付けられた診断名であり，現在ならば，おそらく2歳の段階でこのような診断がつけられるほどの明確な症状はみられていない。他の事例は，現在の状況においても同様の診断がなされると思われる。

　前述したように，筆者の考える自閉症とその遊戯療法とは，対人関係の発達の遅れが認められる子どもに対して，人との関係の体験の不足を埋めようとすることを基本としている。この視点からみれば，自閉症と明確に判断できる子どもも，発達障害かどうか判断がつかないいわゆるグレーゾーンの子どもも，発達障害のうちどの診断に当てはまるのかが判断がつかない子どもも，環境因が疑われる場合も，その時点において人との関係の発達に遅れが認められ，対人関係の積み重ねの不足を補う必要があると判断されれば，これらを区別する必要はないと考えている。本書でも，これらを区別せず，自閉症の遊戯療法事例として取り上げている。

(2) 施設の概要

　当施設は，大学付属の障害児臨床を主とする相談機関であり，主に子どもの遊戯療法と親面接を行っている。大学のキャンパス内に障害児教育を専攻する

42　第1章　自閉症児の遊戯療法における遊びとその過程を理解する視点の検討

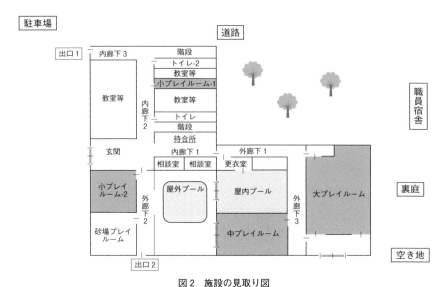

図2　施設の見取り図

学部と棟続きにあり，大，中，小のプレイルームと屋内外プール，裏庭を備えている（図2）。主に，遊戯療法は障害児教育の教員を目指す学部生と大学院生，臨床心理士を目指す大学院生が教員の指導を受けながら行っており，親面接は教員が担当する。筆者は臨床心理士を目指す大学院生として2年間，修了後は相談機関の非常勤職員として在籍し，ケースを担当した。

　当施設では，発達障害をもつ子どもの遊戯療法は，「現実的な交流の体験を通した発達の支援を主眼としたその子の障碍の在り方や発達のレベルに応じた工夫と配慮をこまやかにしながらともに遊びつつ発達をうながすはたらきかけ」（滝川，2004b）を基本として行われる。面接時間は厳守されるが，プレイルームの制限については臨機応変に個々の状況に合わせて判断される。複数のプレイルームを使用したり，プールや屋外遊具場などを含む施設全体，ときには大学キャンパスを遊びや関係性を育むための場所として使用することもある。おもちゃの持ち出しや持ち込みにも柔軟に対応する。また，親面接は，「プレイルームに親も入ってもらって子どもの遊びをみてもらう，遊びに参加してもらうなど，子どもへのケアそのものを『共有』してゆく工夫が有意義なものになる」（滝川，2004b），「母子一体感の中での愛着の深まり，子どもの

遊びの発展と母親カウンセリングの充実を考え，発達障碍児の治療では，母子の関係性，子どもの発達課題などによって柔軟に構造を変えていくことが望ましい」（吉岡，2005）との考えから，母子同席面接，母親の遊戯療法参加，母子並行面接などが状況に応じて用いられる。相談料は無料である。図2に，施設の見取り図を示す。

(3) 実践の背景と限界

　本書で提示する事例は，全て十数年前（1999年～2005年）に初回面接が行われたものである。第2章は，大学院1年次のイニシャルケースであり，第3章～第6章は，非常勤職員1年目～4年目に担当した事例である。筆者が初学者であったことが一番の要因であるが，当時の立場や発達障害臨床の状況，当施設の方針なども関連して，事例の生育歴に関する情報や親面接の内容などについて，情報収集や記録が不十分であったと言わざるを得ない。

　このような限界はあるものの，このことを踏まえたうえで，改めてこれらの実践を「『自閉症的不安』を乗り越える」過程という視点から効果がみられた事例として振り返り，検討したい。

(4) 倫理的配慮

　すべての事例から，終結時に保護者から公表の許可を得ている。ただし，家族歴，親面接の内容から知りえたことについては，本書の主旨，筆者の立場および倫理的配慮から，子どもの発達状況の把握に必要と考えられる最低限の情報に限り記載する。

第2章
事例1　感覚やモノへの不安
―恐怖のシャワー室に「参上！」したA君―

■1　問題と目的

　知的障害のある自閉症児は，日常生活におけるモノとのかかわりにおいても困難を抱える。彼らには，色，形，音，想起されること，見えない部分など，さまざまなモノが不安や恐怖の対象となる。この原因には，意味を通してものを理解することができず生の感覚でそれらをとらえているということに加え，感覚過敏の問題もあると考えられている。

　新規なものへの不安や独特な感覚過敏は，自閉症に固有で永続的な障害特性の一つであり，その原因となる刺激や環境はできるだけ排除するのがよいという見方に対し，木下（2012）は，自閉症児がまわりの人に関心を向けていくなかで，自分にとって苦手な活動でも他者が行っていると，極めて魅力的な活動に映るようになるというのも事実であると指摘する。不安感情の基盤には，まわりの世界を知ろうとする認識の働きがあるため，自分がよく知っている存在，すなわち養育者や保育者が心理的拠点となって，不安感情は低減し，自分から新たなものに気持ちを向けることが助長されるという。こうしたプロセスで，特定の人を求める気持ちは強まり，同時にそうした情緒的なつながりによって認識世界が広がっていくと論じている。

　自閉症児の養育者への愛着は，健常児や他の障害児と比較して，形成され始める時期が遅れ，愛着対象を「要求を満たしてくれる存在」としてみる「道具的安全基地」の段階を経過するという質的な違いがあるものの，発達的に形成されていくことが明らかにされている（伊藤，1994，2002）。高橋（2006）は，臨床経験から，自閉症児の養育者への愛着形成過程を愛着対象の役割イメージ

によって整理し，便利な道具としてのみ認識している段階，道具に加え楽しい存在として認識している段階を経て，愛着対象の有能さを認識し安全基地として強く頼る段階へと至ることを示している。また，別府（2007）によれば，自閉症児の愛着は，自分の中に生じたネガティヴな情動を軽減するための手段を特定の他者に求めて近接するという意味あいが強く，定型の子どもに一般的に認められるような特定他者との双方向的な情動的やりとり，あるいは心理的絆という性質は相対的に希薄であることが示されている。彼らにとって愛着対象は，「安全な基地あるいは確実な避難所として機能」「安全の感覚を取り戻させるため」（遠藤，2009）としての役割が強い。

　自閉症児の愛着対象は，養育者以外の特定の他者でも可能であり，心的支えとしての「安全基地」（Bowlby, 1969/1991）の段階まで達することも可能であることが示されてきている（別府，1994; 神園，2000; 榊原・別府，2005）。別府（1994）は，話し言葉をもたない自閉症児の保育者への愛着形成過程を観察し，「密着的接近→不安・不快な場面で求める関係→不安に立ち向かう安全基地としての役割を果たす関係」の三つの異なるレベルを移行することを明らかにしている。また，養育者以外の他者への愛着の形成は，その重要性も示されてきている。別府（1994, 1997）では，自閉症児の他者認識の質的な変容を図るためには，養育者との愛着関係を改善するだけでは充分ではなく，母親以外の複数の他者との愛着関係を形成することが重要であることが示されている。榊原（2013）は，家族以外の大人と安定した愛着を形成することは，身近な他者との二者関係の発達に影響を及ぼし，同時に自閉症児個人の能力発達に寄与するものであることを明らかにしている。

　本章では，「トイレにこだわる」「シャワーを怖がる」といった行動がみられた中度の知的障害をもつ自閉症男児（5歳11か月）の遊戯療法過程を検討する。本事例の「トイレにこだわる」「シャワーを怖がる」といった行動の背景には「感覚やモノへの不安」があると考えられる。本事例が遊戯療法の中でセラピストへの愛着を形成し「感覚やモノへの不安」に立ち向かっていく過程において，展開された遊びや関係性，発達的変容について明らかにする。

■2 事例の概要

クライエント：A君　インテイク時　5歳2か月（5歳11か月から筆者が担当）

(1) 生育歴
主訴（相談申し込み票のとおり）
　偏食について，教材（課題）に取り組むいい方法，場面の切り替え時のパニック，安全面の理解
来談経緯
　当施設に通っている他のクライエントの紹介
家族
　父（30代後半，高卒，会社員），母（30代前半，高卒，主婦），妹（1歳），祖父（60代），祖母（60代），叔母（30代）
生育歴・現症歴
　在胎10か月，周生期異常なし。お産は軽かった。母乳混合。7か月の時肝炎にかかり10日間入院したがすぐ治った。しかしそのとき3日間38度の高熱になった。人見知りは8か月。知らない人が来ると母親にべったりとなった。初歩は11か月。小さいときから体は大きく，運動面は普通だが言葉が遅いのがおかしいと思った。言葉を言い始めたのは2歳2か月。「マンマ」「ブーブー」「ボール」。出始めてから1年くらいは，言葉はあまり増えていかなかった。現在，2語文が言えるが，モノトーンで語尾が上がる。「ボートレースガイド」「アンパンマン，新しい顔だよ」などまったく状況に関係ないことを言うこともある。
　通園施設にしばらく通った後，年中（4歳11か月）から保育園に通っている。就園前に通っていた通園施設では，しばしば耳を押さえていた。トイレの水が流れる音も嫌だった。保育園ではシャワーにこだわっていて，「シャワー，こわい，こわい」と言って，シャワー室のドアが開いているのも嫌がる。新しい場面では，全般的に不安定になって泣き出すことが多い。

療育手帳B判定。知的障害を伴う自閉症である。
臨床像・見立て
　視線は合わず，ふわーっと空中をみているが，表情は柔らかい。目がぱっちりとしてかわいらしく，やんちゃそうな顔立ち。母親の表情や口調は明るく，A君がかわいがられて育ってきたことが伝わってくる。自閉症と知的な遅れが顕著であるが，元気な男の子といった印象である。

(2) 面接構造
　週1回50分間の遊戯療法。小学校（特殊学級）に入学後（#29～）は，隔週に1回に変更した。主に大プレイルームを使用した。

3　遊戯療法の経過

　遊戯療法はX－1年7月（5歳2か月）から開始されたが，筆者は，X年4月（5歳11か月）から担当した。ここでは，X年4月～X＋2年7月（5歳11か月～8歳2か月）までの59回を対象とし，A君と筆者（以下，Th）の関係の質の変化に注目して，5期に分けて報告する。
　「　」はA君，〈　〉はTh,『　』は母親（以下，Mo）の言葉を表す。なお，A君の言葉は全て語尾が上がるため，筆者が疑問形ととらえた箇所にのみ「　？」と表記している。

第1期　Thの存在を確かめる，Thを真似る遊び，快の情動をもたらす存在としてのTh　#1～#6（5歳11か月～6歳1か月）

#1　かわいらしいやんちゃそうな男の子。Thにとって，初めてのケース，初めての自閉症児との出会いであった。A君は，母親担当カウンセラーから'新しいお姉さん（Th）'を紹介されると，プレイルームと反対側に走っていってしまう。もどって来たかと思うとまた走っていく，を繰り返す。Thがとまどいを隠せないでいると，Moは，『まあ，最初はこんなかんじです』と，うろうろするA君を笑顔で見ている。プレイルームへ向かうA君をThが後から追

いかけると，A君はThの腕をひいてプレイルームまで走っていく。
　慣れた様子でマイペースに遊ぶ。おもちゃの操作，自転車，高いところから飛び降りるなどしてひとりで過ごす。Thがかかわろうとしてもスッと場所を変えたり，無関心におもちゃの操作を続けたりする。何度か「オカアサン」とつぶやいている。
　トランポリン（体操用の大きなもの）だけは，かかわりがもてた。A君がピコピコハンマーを持ってひとりでトランポリンを跳び始める。Thは，特大のバランスボールをトランポリンに乗せ，ゴルフクラブを持ってトランポリンに上がる。そして，ゴルフクラブでバランスボールをバンバン叩きながら跳んでいると，A君もキャッキャと笑いながらピコピコハンマーでバランスボールを叩きながら跳ぶようになる。Thが跳び疲れて休憩すると，A君はトランポリン上のバランスボールをピコピコハンマーでゴルフのようにして遠くに打ち始める。Thはトランポリンの下に転がっていくボールを追いかけ，拾ってはその場からトランポリン上のA君に向かって頭の上から大きく返す。返すとき，Thが〈いきますよー〉と言って両手で高く持ちあげるほど，A君がケラケラと笑って喜ぶので，Thははりきってだんだんおおげさに〈いー，きー，まー，すー，よー！〉と高く持ち上げてから投げるようにする。A君は，ボールを打つときは，Thがどこにいるかにはかまわず好きな方向にあちこち打つのだが，Thからボールが返ってくるときには，Thの方に体を向ける。A君が打つ，Thが拾って返すことを繰り返していると，そのうちA君も「イキマスヨー」と言ってからボールを打つようになる。

　#2以降も，大半の時間はひとり遊びであったが，以下のような展開もみられた。

#2　A君が特大のバランスボールをトランポリンに持って上がる。バランスボールをはさんでA君とThは向き合い，同時に両手でバンバン叩きながら跳ぶ。楽しそうに笑っている。トランポリンを降りると，浮き輪型のクッションを持ってきて，Thに頭からかける。中腰のThに4つかけ，ケラケラと笑っている。Thがそこから抜け出すと，今度は，その中にA君が入ってケラケラと笑った。

#3　浮き輪型クッションをThにかける。4つかけると，Thの背中にクッシ

ョンの上から乗ってくる。Th は馬になって〈おうまの親子はなかよしこよし〉と歌いながらA君を背中に乗せて歩く。Th が疲れてそのまま中腰になると，A君が Th の腹側に上から入ってきた。クッションの中で笑い声を上げている。

　その後，トランポリンでのゴルフ遊び。A君がトランポリンの上からバランスボールをピコピコハンマーで打つ，Th が拾って〈いきますよー〉とA君に投げて返す，を何回も繰り返す。しばらくすると，突然，A君の動きがハタと止まった。もう飽きたのかな，と思ってA君を見ていると，A君も Th の方を見てまっすぐに立っている。そして，ポツッと言う。「コレハ　オカアサン？」。真剣な表情をしている。あまりにも急なことで Th はしどろもどろに，〈うぅん……ちがうよ〉と答える。するとA君は「……センセイ？」と言う。Th は，〈お姉さんだよ〉と答える。A君は「オネエサン……」とポツリと言って，再びボールを打ち始めた。

　蜂が飛んでくる。A君は「オカアサン　オカアサン！」と言って，プレイルームを出ていこうとする。

#4　エレベーターのおもちゃ。人形を乗せてボタンを押すと，1〜4階を上下する。A君は，人形を乗せる場所を間違えたのかわざとそうしたのか，人形を乗せて上下する空間の上に乗せてしまう。このままだとスイッチを押せば，カタカタとエレベーターが上がり，最後には人形がエレベーターと天井に挟まれてしまう。A君は，ニコニコとエレベーターが上がる様子に見入っている。人形の頭が天井に挟まれた瞬間，Th が〈痛いよう！痛いよう！〉と言うと，A君はキャッキャと笑ってくれた。その後は，何度もわざとその場所に人形を置いて，Th が〈痛い！痛い！〉と言うのをキャッキャと喜ぶ。やがて，A君も「イタイヨウ，イタイヨウ」と笑うようになる。Th が〈痛い！痛い！イタタッ〉とおおげさにするほど，A君も面白さが増すようで，笑い転げる。何度も繰り返す。エレベーターがカタカタと上がっていく間にも「イタイ　イタイ」と言って，ワクワクしている様子である。笑い転げて最高に気分が高まったとき，「オカアサン！」と叫んだ。

　突然おしりを押さえてバタバタし始める。〈トイレ行こうか？！〉と聞くや否や，Th の手を引っ張ってトイレへ猛ダッシュで向かう。なんとか間にあい，

二人の間にほっと一息といった穏やかな空気が流れる。Th は A 君のおしりを丁寧にふく。A 君もじっとしている。〈出たねー〉〈よかったねー〉〈偉かったねー〉と赤ちゃんに話しかけながらおむつ替えをしているような，ゆったりとした時間が流れた。

#5 「コッチオイデ」とプレイルームに Mo を誘う。Mo が『お母さんは行かないよ』と言うとすぐにプレイルームへ向かう。

　左右に穴のあいた空洞の大きな球をトランポリンに持って上がり，その中に入る。球の中で上を向いて寝転ぶ。Th は〈気持ちよさそうだねえ。揺らすともっと気持ちいいかもね〉と，'線路は続くよ' を歌いながらゆりかごのように球を揺らす。Th が歌い終わると，球の中で A 君が歌を口ずさみ始める。気持ちよさそうに揺られているので，Th はしばらく A 君の歌を聴きながら球を揺らしていた。A 君は「線路はつづくよ」の歌を口ずさんだり，「ヤ・ユ・ヨ」「ア・イ・ウ・エ・オ」「1・2・・10」などと声を出している。次に，プレイネットのてっぺんに寝ころび「線路は続くよ」の歌や，「ヤ・ユ・ヨ」などと小さな声で言いながらしばらくじっとしている。おもちゃのタイマーを回しに下りてくると，またプレイネットのてっぺんで寝ころぶ。タイマーからはカチカチという音がしている。タイマーの音が止むたびに降りてきて回す。数回そうした後，てっぺんから Th に「コレ！コレ！」とタイマーを回すように言う。Th がタイマーを回すと，再び声を出しながらぼーっと寝ころぶ。

　〈さあ，今日は終わろうか〉と言うが反応はない。〈A 君，Mo のとこ戻ろうか〉と言うと「オカアサン！」と言って，急に走り出した。

#6 浮き輪型クッションを 4 つ Th にかけると，よじ登って Th と背中合わせに中に入ってくる。二人で入ると窮屈で，穴に入っているというよりも，クッションにギューッと包まれているような感触である。Th が体をゆらゆらと揺らす。A 君は何か口ずさんでいる。ゆったりとした時間が流れる。しばらく揺らしていると次第に揺れが大きくなってしまい，倒れて A 君が Th の下敷きになってしまう。Th は慌てて抜け出そうとするが，手がつけない状態なので，なかなか抜け出せない。A 君は泣き出しそうな声を出す。なんとか抜け出し〈大丈夫？痛くない？苦しかったねえ。びっくりしたねえ〉と慌てて言うが，A 君はケロッとしてまたすぐに 4 つのクッションを床に積んでいる。今度は A

君ひとりで頭まで入って座り天井を眺めている。Th は歌をうたいながらゆらゆらとクッションを揺らす。

　トランポリンを一緒に跳んだ後，いつもならトランポリンから自分で降りるのだが，今日は手を前に伸ばして Th にだっこを要求する。だっこをすると，Th にぎゅっとつかまり，ほっぺにブッチューとチューをしてくれた。

第2期　Th との同型性を確認する，A 君の分身としての Th　#7〜#18（6歳2か月〜6歳5か月）

　分離不安による Mo への言及は減少していき，#8 を最後に消失する。かわりに，Mo にはプレイ終了後に，「プール　入ッタ」「ジョウキキカンシャ」「マタ　コンド」などと楽しかったことを報告したり，駆け寄って抱きついたりする姿がみられるようになる。今期も，おもちゃの操作やプラレールに没頭したり，ままごとハウスの屋根から飛び降りるといったひとり遊びが主であるものの，Th の後をついて歩いたり，Th に自分と同じものを渡して自分と同じようにさせるという変化がみられた。

　#7，A 君は三輪車を2台出してきた。「ネエ，ネエ」と言いながら三輪車を指さしている。Th の分を出してくれたのだ。Th は三輪車で A 君の後ろをついていく。プレイルーム内をサイクリング。たまに後ろを振り返り，Th がついてきているかどうかを確かめるようにして走る。以降も自分が自転車や三輪車にのるときは，必ず Th の分も出し，後をついてくるように要求する。

　エレベーターでは人形をわざと天井に挟まれる場所に置く。ワクワクした顔で人形が挟まれるまで待ち，挟まれた瞬間キャキャキャキャと笑う。Th が〈痛いよー助けてー〉などというと喜びは増し，A 君も「イタイヨー」と真似をする。#8 からは，人形が挟まれるのを待つドキドキの時間，ニコっといたずらな顔で「イタイヨー」と言って，横にいる Th を見るようになる。#13 では〈イタタタ〉と言っている Th の頭をなでた。

　#9〜#13 は屋内プール。水の音がするからか，いつも耳をふさいでゆっくりゆっくり更衣室へ入る。プールサイドからおもちゃを無言でせっせとプールの中に投げ入れる。#11 では，おもちゃを全部投げ入れた後，A 君もプールの

中に入るようになった。プールの中でベビーバスに入ったり，コンビカーに乗ったり，おもちゃを沈めたりした。Th はベビーバスを船のように押してグルグルまわったり，コンビカーを押したりして楽しませた。#11 では，A 君はコンビカーに乗りながら，Th にも乗ってくれともう一つの車を指さした。

　トラポリンでは「コッチオイデ」と手招きらしき仕草をする，Th の手を引っ張るなどして一緒に跳びたがるようになった。#14，15 では，Th が跳びつかれてマットにおりて寝ころぶと，A 君も続いて同じようにマットに降りて寝ころんだ。

　#9．いつもプレイが始まる前に Mo とトイレを済ませてきていたようだが，今日はまだ済ませていないとのこと。A 君は，男性用トイレの入り口を指さし，「コレ？」と言う。Th が〈そうだよ〉と言うと，中をのぞく。しかし中には入らず，女性用に入っておしっこを済ませる。「ヨシ」と言って出てくる。#10．来所するとひとりでトイレへ向かう。「コレ？」と入口の黒のマークを指さす。〈そうそう。男の子はこっち〉と言うと，中をのぞくが入らず，女性用をのぞく。Th が〈こっちの方がいいの？〉と聞くが，反応はなく，「コレ？」と男性用を指し，Mo を見る。Mo に『そうそう。そっちそっち』と言われると，男性用に入る。入口の扉を閉めると怖がると思い，Th が扉を開けたまま見ておく。小便用でおしっこを済ますと，個室のドアを指差しながら Th の手首を持ち「コレ？」と言う。〈これもねえ，トイレだよ〉。A 君が Th の手首を個室のドアの方に引っ張るので，Th はドアを開ける。A 君は少し距離を保ちながら，個室の中を覗きこむ。Mo が『はやくしなさい』と来られる。Mo にも「コレ？」と聞く。Mo は，『うんちするときの』と答えられる。A 君は，恐る恐るといった様子で個室を外から覗き続け，何度も「コレ？」と聞く。〈トイレだよ〉『うんちするときの』と答えるが，また，「コレ？」と聞く。『はいはい，わかったわかった，わかりました』と，Mo がさりげなく A 君をトイレから離してプレイルームへ向かわせる。

　これ以降，来所すると，Th の姿を見つけるや否や Th に駆け寄り，Th の手をつかみ，男性用トイレへ一目散に向かうようになる。Mo は，『きっと，今度も同じことしますよ』(#12)，『すみません。パターン化して』(#13)，『すみませんこだわっちゃって』(#15) と笑っているが申し訳ないといった口調

で言われる。トイレはA君の主なこだわりのひとつとのことだった。毎回，まずはA君が個室のドアをきっちり閉めてから，Thに「開ケテ」と言う。Thがドアを開けると，ドアの外から中を観察する。「コレ？」〈これもトイレだよ〉『うんちするときの』というやりとりを数回したあと，Moが『はいはい，もういいから』と切り上げてプレイルームへ向かわせる。回をおうごとにトイレ調べの時間が徐々に長くなっていく。#14では，Thの手を引っ張ってトイレへ向かいながら，Moを「コッチオイデ」と誘う。Moは，『Moはいいから』と笑ってかわされたり，『はいもういいでしょ』と待合所に行かれたりする（#17）など，Moはトイレから徐々にいなくなり，トイレ調べがThとA君のあそびの一部となっていく。

　#16では，Thの手を持ってドアを開けさせ，いつものように中をのぞく。いつもならここまでだが，今日は耳をふさぎながら個室の中に入った。そして便器の中をのぞき込んだ。#17ではThの手を持って水を流させ，水流を観察。何度かThに水を流させた後，自分で流して，観察した。#18，個室のドアをThに開けさせると，最初から自分で水を流して水流を観察した。

第3期　いないいないばー，「不安―安心」遊び，「A君―オネエサン」関係の誕生　#19～#30（6歳6か月～7歳2か月）

　来所時には駆け寄ってThにぶらさがったり，満面の笑顔で抱きついたり，腕にぎゅーっとつかまって頬ずりしたり，上にまたがったりと，Thに身体で甘えを表現する。A君の方からThの方へ寄ってくることが増える。

　プラレールが始まると，これまでA君のひとり遊びの時間になってしまっていた。Thは横にいて，歌を歌ったり，列車の音を声にしたりしていたが，何の反応もなかった。ところが，#20，A君が列車を駅で一旦止まらせてから再び走らせることを繰り返していたので，Thが列車の出発にあわせて〈しゅっぱーつ〉と言い続けていると，A君はThの〈しゅっぱーつ〉の掛け声にあわせて列車を出発させるようになる。#22では，「ホー」「シュッシュポッポ」と，いつもThが出していた声をA君が言うようになった。#23からは，Thに「ハイ　ドウゾ」とレールを渡すようになり，二人でレールをつなげられるよ

うになる．#26には「ハイ，ハイ」と，次々にThにレールを渡すようになっており，A君が列車や駅，Thがレールという役割になっていった．

　この時期の代表的な遊びは，以下のいないいないばー遊びである．#24，ままごとハウス（大人が2-3人は入れる．開閉できる窓がついている．以下，ハウス）の中に入り，窓を開けて「オハヨー」閉めて「オヤスミナサーイ」とやる．Thをハウスの中に引っ張り込んで，窓を開け閉めしながら「オハヨー」「オヤスミナサーイ」と窓の開閉を繰り返している．A君がハウスの外に出たところで，Thが中から〈A君，おはよー〉〈お休みなさーい〉とやると，とても喜んだ．次に，A君がハウスの中に入ってきてThを追い出し，「センセー，〜チャーン」と真似をした．これ以降，ハウスの中にThの手を引いて一緒に入り，「アー，ヨク寝タ」，窓を開けて「オハヨー」，閉めて「オヤスミナサーイ」としてから，A君が外に出る．そしてThが中から窓を開けて〈おはよー〉と言うとA君が大喜びする，という遊びが定着する．また，#25では，穴の空いた球にA君が入っているので，Thがのぞいた後に〈コンコンA君いますかー〉と言って隠れると，とても喜ぶ．〈コンコンA君いますかー〉を何度か繰り返していると，A君は穴の中から「オネーサーン！」と叫んだ．

　#28では，A君がバットを選んだので，Thがボールを投げてみる．するとA君はバットを振り，偶然当たる．#29でも，A君はバットとボールを出してくるが，両方とも自分で持ち，Thにはグローブを渡す．そして，自分で投げて打とうとしている．Thが違うボールを持ってきてA君に投げてみると，バットを振った．しかし，空振りして後ろにころがったボールをThに返すことはない．ノックのように自分で投げて自分で打とうとしてしまう．

　トイレ調べ．#19，いつものように個室のドアをThに開けさせると，今日はトイレットペーパーを入れた．そして水を流して観察する．#21では，ついに個室でおしっこをした．そしてトイレットペーパーを流して観察する．これ以降は，トイレットペーパーの量や水を流す回数が回を追うごとに徐々に増えていき，その後減っていった．#26では，久しぶりにMoを「オイデヨー」「コッチー」とトイレへ誘う．Moは来てくれたのだが，なぜかA君はMoをドアの前に残しThと自分だけを個室の中に入れて「サヨーナラー」と言ってドアを閉めてしまう．個室のドアを閉めたのはこのときが初めてだった．帰り

にもわざわざMoを呼んでおいて同じことをする。トイレ調べは，この個室に入ってドアを閉めるところで完成したようだ。これ以降，徐々にトイレへの関心は薄れていく。#30にはトイレに行かずプレイルームへ向かおうとして，MoとThに，トイレはいいのかと聞かれて，あわててトイレへ行くというほどであった。

第4期　相互性のある遊び，Thの行動を期待して待つ，意図をもつ他者としてのTh　#31〜#47（7歳3か月〜7歳9か月）

　A君が先にプレイルームに入り，ドアを閉めてThを締め出すということをよくするようになる。後からThが入ると，ケタケタと笑う。Thが入るのをじらすと「ハヤクオイデヨー」と誘う。プレイが始まると，Thの手を引っ張り，あちこちとThを連れ回して遊ぶことが多くなる。

　ハウスでは，まずThだけを中に入れて，A君は外でスタンバイする。Thが窓を開け閉めして〈おはよー〉〈こんにちはー〉と言うと喜ぶ。ときにThが窓を閉めたままじらすと「イナイイナイバー」「オハヨー」と催促する。窓の隙間から〈おはよー〉を待つワクワクするA君の顔が見える。

　トランポリン。#31では，Thが〈たて，よこ〉と腕を上，横と動かしながら跳ぶと，笑って動作を真似し，A君も「タテ，ヨコ」と言いながら跳ぶ。Thが，A君のかけ声のとおりに手を動かすと大笑いした。また，A君が「1，2，3」と言いながら跳んでいるので，A君が「1」と言った後にThが「2」と挟むと，そのリズムでA君が次に「3」と言った。こうして交互に数字を言いあうようになった。

　プールでは，ベビーバスを水の中に入れて，そこに入り，「シュッパツ，シンゴ（進行）」とThに向かって言い，船（ベビーバス）を引っ張ってくれと催促する。この船は重いのでThはすぐに休憩となる。そのたびに，「シュッパツ，シンゴ」と催促する。Thも必ず〈しゅっぱーつ，進行！〉と言ってから船を進める。Thが〈しゅっぱーつ〉で止めてみると，続いて「シンゴ」と言うようになる。A君は行きたい方向を指す。Thはそのとおりに船を押して進ませる。

自転車に乗ると，Th に「早クー」と言ったり，「待テー」と言ったりして（いつも自転車のときは Th が〈待てー〉と言いながら A 君の後をついていくため），Th に乗ってほしい自転車を指さす。やがて，A 君は消防車の運転手，Th はそのお客さんになれというようになる。#37 ではブロック（大型。車輪がついたものもある）で乗り物のようなものを作り，A 君は自転車に乗り，Th には，そのブロックの車に乗るようにと指さした。

トランポリンでのゴルフ遊び。#39 では，トランポリンの上の A 君に Th がバランスボールを投げ返すが A 君を素通りして向こう側に落ちてしまう。いつもならそのボールは Th が拾いにいくしかない。ところが，A 君はトランポリンを下りて拾いに行き，驚いたことに Th の方に返してくれた。

プラレール。#44 では Th が大型レールをつくり，A 君は列車を走らせる。Th は〈線路はつづくよ〉を歌っていたが，やめてみると「ヤダ」と Th の顔を見た。A 君が列車を眺めたり追いかけたりと没頭しているのを Th がぼーっと見ていると，「ネエネエ，シュッシュ」と Th の顔を見てあわてている。そこで，いつものように Th が〈しゅっぱーつ，進行〉と言うと列車のスイッチを入れて走らせた。

#41 では，Th が前の時間のクライエントと立ち話をしている間，遠くのトイレ（トイレ2）から半身を出して，ぎこちなく手をクリクリと手招きのようにしている A 君が視界に入ってくる。Th を見つけて呼んでいるようだ。「オーイ」と言っているようだが声は届かない。Th は他のクライエントと話しているため，A 君のところに行くことができない。その事情はわからない A 君は，なんとか Th を振り向かせようとしているのだった。

第5期　情動と意図のやりとりを含む遊び，不安に立ち向かう安全基地としての Th　#48〜#59（7歳10か月〜8歳2か月）

Th の顔を見ながら意思を言葉で伝えようとするようになる。例えば，プール遊びを終えると「オネエサント　アソブ」「プラレール　スル」と言って，まだ遊ぶ時間はあるかと聞いてきたり，Th が終了を告げると，「オカアサン（終了時刻のこと）ヤダ，オネエサン」と言ったりするなどである。また，ゴ

ルフボールが見事に穴に入ると「ハイッタヨ」と，Th の顔を見て報告するというようなこともでてきた。Mo に対しては #53 の再会時に「楽シカッタネ」と気持ちを報告する姿がみられた。

　4期の #38 から，電話のおもちゃに夢中になっていた。ベルが鳴り，受話器を取ると《もしもし，お母さんよ》（他に，お父さんだよ，など，数パターンの声がランダムに出る）から始まり，最後に《じゃあ，ばいばい》という声が出るおもちゃ。#48 まではひとりでボタンを押して電話の声を聞くことに没頭していたが，#49 では，電話が《ばいばーい》と言った後に，Th が A 君の背を押して〈ばいばーい〉と促すと，「バイバーイ」と言った。すると，次から電話の相手が《もしもし，お父さんだよ》というときに限って，とても喜び，笑いながら Th の顔を見るようになる。A 君は期待いっぱいのワクワクした顔で，電話のベルが鳴るのを待ち，受話器を取る。その声が《もしもし，お父さんだよ》だと，Th も〈やったね！〉〈やったー！お父さんだ！〉と一緒に喜んで盛り上げる。何度も繰り返す。やがて，電話を切った後，キャハハと Th に抱きついて喜びを伝えるようになる。

　#52 では，野球のグローブとバット，ボールをひとつずつ出し，ひとりで投げてひとりで打とうとする。Th がグローブをはめてボールを投げると，バットを下から上に振って当たる。Th が大喜びしていると，A 君も無表情のままだがつられたようにピョンピョンはねて喜んだ。Th がボールを拾いに行く間は，その場で次のボールを待っている。Th が投げるのを期待して待ち，バットを振る。しかし，空振りして A 君がボールを拾うと，Th に返さずにひとりでゴルフのようにして遊んでしまう。そこで，Th がバットを持ち A 君にグローブとボールを渡してみる。すると，A 君が Th に向かって投げた。ピッチャーをイメージしてか，腕を頭の上でクリクリッと投げるポーズをしてから投げるのがかわいい。Th が打ったボールをグローブで取ろうとし，逃したボールを取ってもどり，Th にまた投げる。Th が打つと多少表情も変わる。#54 では，Th が投げて A 君が打つ。今日は，空振りして逃したボールも，拾って Th に投げ返すようになった。これ以降，Th にグローブとボールを渡し，A 君はバットを持ってスタンバイ。ころがったボールが A 君に近ければ A 君が拾って Th に投げ，Th が拾いに行っている間は，次のボールを待っている。二

人で野球ができるようになった。

　プールでは，ベビーバスや車を3つつないで，そこにいすを置いたり，ハンドルを持ってきたりと工夫して3連の船にする。A君が乗り，Thが押したり引っ張ったりして進ませる。プールにたくさん浮かべたおもちゃやぬいぐるみをThが拾いながら〈ぼくものせてくださーい〉〈お客さんでーす〉とA君に渡しながら船を進めていると，A君はそれを後ろの車両に乗せていく。#57では，A君が他児とそのセラピストに向かって「乗ッテヨオ」と誘うが，乗ってくれない。すると，いかにも'ねえお姉さんからもあの人たちに乗ってって言ってよ，乗ってくれないの'というように，Thと他児を忙しく交互に見て訴えた。

　プールの更衣室にはいつも耳をふさいで恐る恐る入る。更衣室内にはひとり用のほとんど使われていないシャワー室がひっそりとあるが，これまでA君は使ったことも使われているところをみたこともない。ところが，#54では，突然，Thをシャワー室に差し出すように押し，シャワー室のドアを「アケテ」と言う。Thがドアを開けてみると，A君はすぐに逃げられるように腰のひけた格好で，そーっとシャワー室をのぞく。〈怖くないよ〉〈大丈夫だよ〉と声をかける。#55でも「シャワー」とThの顔を見て言う。〈開けてごらん。大丈夫だよ〉と言うと「ヤダ」と後ずさりする。そして，Thの手を引っ張って，ドアを開けさせる。すると，ドアが開いた途端，Thをシャワー室に押し込み，ドアを閉めてしまう。Thが中から〈開けてー〉と言っても「ヤダ」と言う。Thは少ししてから，〈何にも怖くないよ〉とシャワー室から笑顔で出る。この後，着替えをするが，どうしてもシャワーが気になるらしく，ちょっと着替えてはシャワー室の近くに行ってみたり，何度もThに「シャワー」と言ったりしていた。Thは，〈シャワー，気になるね〉〈シャワー全然怖くないよ〉と言いながら，着替えを手伝っていた。すると，突然，A君がシャワー室に向かっていく。そして「～レンジャー参上！」と叫んでドアを開けた。へっぴり腰でそーっと中をのぞく。のぞきながら，何度も「～レンジャー参上！」「～レンジャー参上！」と言っている。相当な勇気を振り絞って挑んでいるのが伝わってくる。

　この回以降，着替えの前にはシャワー室に参上するようになる。まずシャワ

一室を Th に開けさせて「〜レンジャー参上！」と見た後，一旦閉めてから，次は自分でドアを開けて「〜レンジャー参上！」と見る。#59 では，「シャワー，ハイル」と言うので，Th にシャワー室に入れと言っているのかと思い，Th はシャワー室を開けようとする。そこで A 君が「デンキ」と言ったのだが，Th はそのままシャワー室を開けてしまう。するとその瞬間，A 君がパニックになってしまった。シャワー室の電気がついていないことが怖くて，電気をつけてくれと言っていたようだ。Th があわてて電気をつけると，Th をシャワー室に押し込んだ。そして中を少し覗いてからドアを閉め，Th を閉じこめてしまう。しかし，今度は更衣室にひとりになったことが怖かったのか「帰ルー」「早クー」と叫んでパニックになってしまった。Th がシャワー室から出ると，すぐに落ち着いた。

■ 4 考　察

(1) 各期の考察

第1期

　A 君は，前のセラピストとの間でここがどういうところであるのかを理解しているようであり，Th の交替に多少の動揺をみせたものの，スムーズに母子分離し Th とプレイルームに入った。慣れた場所でマイペースに遊んでいるようにみえたが，Th が近づくとサッと場所を変えたり，プレイ中に何度か「オカアサン」と口にしたりして，新しい Th といることに不安を感じている様子もあった。「オカアサン」とつぶやくことで心の中の「オカアサン」から安心を得ているようであった。また，蜂が舞い込んできたときにも「オカアサン」と叫んだことからも，母親との愛着関係が育っていることがわかった。

　トランポリンでは，Th が一緒に跳ぶことで，A 君の身体は大きく揺さぶられた。このことは，A 君に自己を実感させ，快の情動をわきあがらせたと思われる。快の情動を引き起こす Th は，A 君の「見ることの対象」（伊藤，1984）となり，バランスボールを叩くという Th への模倣もみられた。トランポリンを跳びながらバランスボールを叩くと，バランスボールの振動を通して相手の身体が伝わってくる。トランポリンを跳んでいる躍動感と合わさって，バラン

スボールから伝わる振動と音が身体に響き，二人をつないだ．身体と情動の揺れがA君とThの間に同時に起こっていた．また，〈いきますよー〉とバランスボールが投げられる瞬間をとても面白がった．#3では，このような快の情動，身体や情動が響き合う感じを引き起こすThという存在に，A君はハタと気づき，突然，動きを止めた．そして，'ところであなたは誰ですか'というように「コレハ　オカアサン？」と聞いたのだった．この時期はまだ，めったに発語は聞かれず，Thの顔をほとんど見ることもなかったため，信じがたいことであった．あまりに突然のことでThはどう答えてよいのかわからず，思わず〈違うよ〉と返事してしまった．ThがA君の世界にはっきりと浮かび上がった瞬間であった．すでにA君には「オカアサン」と「センセイ」のイメージが形成されていたと思われるが，どちらでもない「オネエサン」との関係が始まった．

　この期の要求は，だっこやおんぶなど，身体的な接触を伴うことにおいてもすべて道具的にThを使用するものであった．A君がThに目を向ける瞬間が稀少であったこの期には，Thはどんな要求でもA君にThが見えていることを感じ取る瞬間として大切にした．#4では，トイレのお世話もすることになった．そばにいて，不快を快に変えるThに母親らしさを感じ，重要な他者であると認め，チューをプレゼント（#6）してくれたのだと思われる．これが見当違いであったとしても，こう感じたことでThはA君から認められた特別な存在であるという安心感をもつことができた．このように，今期ではThが快の情動を与えてくれる存在であることを確認したと思われる．

　Thからの働きかけにはほぼ無関心であり，ひとり遊びが大半を占めたが，浮き輪型クッションとトランポリンは，Thとの関係を育む遊びとなった．今期では唯一，A君からThへと向かってきたのが，浮き輪型クッションをThにかけることであった．A君は自分にもかけた．これは，プレイルームという世界に，二人が存在することを確かめているように思われた．#6では，Thが入っている浮き輪型クッションの中にA君が入って来た．締め付けられる中で揺れる，倒れて痛みの中で泣き声を上げる，出る，そして離れる，という展開は，妊娠から出産の流れをイメージさせた．そして，出産直後にはひとりでクッションの中で座り，暗闇に入ってしまうA君であった．揺らされながら天井

だけを見つめる姿は、A君がこの世に誕生してからの世界を象徴しているようであった。

第2期

　Moへの分離不安を示す言動はなくなった。Moに対しては、離れていた間のことを言葉で伝えようとしたり、駆け寄って抱きついたりして、喜びの感情を言葉や体で積極的に伝える姿がみられるようになった。この時期の中心的な遊びは、三輪車や自転車をThに渡し、自分と同じことをThにさせることであった。トランポリンや自転車では「コッチオイデ」「ネエ、ネエ」「早ク乗レ」と言って、一緒にやろうとThを誘った。このThとの鏡像様遊び（伊藤, 1984）では、Thとの同型性を確認していたと考えられる。

　エレベーター遊びでは、人形が挟まれるまでのワクワクした気持ちを、いたずらな笑顔をThに向けて伝えた。このときはThの顔をしっかり見るのだった。Thは、A君から伝わってくるワクワクする気持ちを受け止め、おおげさな表情や身振り、言葉を返した。この遊びが最も面白いのは、人形が天井に挟まれる瞬間であり、この瞬間にA君の情動は最高に盛り上がることが予測できる。この遊びでは、二人が同じことを同じ瞬間に見て、同じことを感じられるという場を繰り返し体験できた。こうして、A君にとってThは快の情動を引き起こしてくれる存在から、快の情動を共有する存在となっていったと思われる。伊藤（2001）は、情動の共有が遊びの楽しさの中心となるものを、「情動的交流遊び」と呼び、遊びの祖型であると指摘する。「情動的交流遊び」は、やりとり遊びの前の段階に位置づけられ、したがってコミュニケーションの発達という視点からみると、コミュニケーションの発達的基礎とも考えられる。情動的交流遊びは、子どもの身体感覚に働きかけ、快的情動を引き起こすことによって生まれる遊びである。ただしその際、ひとりでもその感覚的快がえられるような活動であってはならない。必ず大人が相手をしないと成立しない種類の遊びを用意する必要があると述べている。滝川（2004b）は「乳幼児が私たちのもつ共同世界に歩み入るための最初の、そしてもっともたいせつな導きの糸は、まず養育者との間でかわされる情動の共有である」と述べ、情動の共有というかかわりの重要性を指摘している。

#9から，薄暗くて何となくきみの悪い（とThには思える）男性用トイレの個室調べが始まる．A君のトイレへの関心は，生活の中では「こだわり」のひとつとしてネガティヴにとらえられていた．生活に現れる新たなトイレは，A君の不安と興味の対象であった．トイレ調べでは，必ず，まずThにドアを開けさせた．この「ドアを開ける」という行為はA君にはとても怖いことのようであった．ここでは，Thを道具的に使ったのではなく，「不安を取り除いてくれる他者」として用いていたと考えられる．次に，水を流すのだが，先にThにさせてから自分がやってみるのだった．ここでも，どうなるかわからないことをまずThで試してみて，安全を確認してから自分も挑戦してみるという風に，「不安だけどやってみたい」ことに対して立ち向かう際に，不安を解消してくれる他者としてThが存在していた．Thがこのような存在になるには，Thとの同型性を確認する遊びが必要であったと考えられる．すなわち，自分と「同じ」Thがやってみて大丈夫だったということが重要であった．こうしてThに不安や恐怖の一部を取り除いてもらいながら，A君のトイレ調べは毎回少しずつ前に進んでいった．この繰り返しが，Thは不安を解消してくれる存在であることを確認していく過程となったのではないかと思われる．

第3期

　Thに身体的接近，密着的接近を求めた時期であり，プレイルーム内でThの後追いをするようになった．ハウス遊びや，トイレの個室調べでは，ドアを閉めて二人の空間を作った．模倣，要求，物を渡す，遊びに誘うといったThへの積極的な行動も増えていったが，第2期のようにThに同じことをしてほしいということから，A君とは違った役割をしてほしいという要求が出てきた．例えばプラレールでは，A君が列車や駅を操作し，Thにはレールを渡す，自分はバットを持ちThにはグローブを渡すというように，違う役割をする二人が一つの遊びをするようになった．#24から繰り返されたハウスでの窓の開け閉めでは，まずは二人で一緒にハウスに入るところから始め，その後，内と外に分かれて窓を開け閉めし，姿を消しては現れるということを繰り返した．このいないいないばー遊びは，大人がしてくれるのを見て喜ぶという受動的段階，子どもの側からいないいないばーをするという能動的段階を経て，役割交代の

ある遊びへと発展することが示されてきている（Bruner, 1983/1988）。伊藤（1998）によれば，いないいないばー遊びは，子どもと大人との情緒的な結びつきを前提に成立し，大人が再び現れることを期待して待ち，その期待が実現することによって喜びがもたらされる遊びである。自閉症の子どもにおいては，いないいないばー遊びが出現しにくいが，伊藤（1998）では，いないいないばーに反応を示さなかった自閉症児の幼児に対し，ゆさぶり遊びやくすぐり遊びを通して，指導者との情動的な共感関係を形成した結果，いないいないばー遊びを喜ぶようになった事例が示されている。これは，いないいないばー遊びの成立にとって，子どもと大人との情緒的な信頼関係が最も重要な要因であることを示している。A君には，トランポリンやエレベーター遊びで行われた情動の共有遊びが下地になっていると考えられる。また，森岡（2000）によれば，いないいないばー遊びは，自他の表象形成前後に顕著に表れる遊びであり，不在と在，見えない・見えるの反復によって，ものが一時的に視野から消えても，のちにはそれが元どおりに現れるという存在の確かさが得られる。この遊びは，A君がThを「オネーサン」（#25）という名前をもつ異なる主体として誕生させるのに重要であったと考えられる。

　#9から始まったトイレ調べは，ひとつひとつ前に進んでいき，#26，個室のドアを閉めるところで完成した。この回で，A君がMoをトイレに呼んだのは，今日は中に入ってドアを閉めて終わりということを決めてきたからだろう。Thは，A君がこうして週に1度，回を重ねるごとにひとつひとつ前に進めていく様子から，改めてプレイの重要性を感じていた。A君は，週に1度のトイレ調べに思いを巡らせ，前はどこまでできたとか，次はどこまでやろうとか，そういう気持ちをもって暮らしているのだった。#26では，とうとう個室に入ってドアをしめようとするA君であったが，さすがにひとりで中に入るというのは怖かったのだろう。Thと一緒に入ろう，中で何かあった時にはMoが外で待っていてくれる，ということだったのだろうか。あるいは，達成してほっとした瞬間にMoに待っていてほしい，ということかもしれない。Thはそばにいることで支えになる重要な他者であったが，見えないところでもA君を支えられるのは，Moであった。

第4期

　身体的に甘える時期は終わり，Thをあちこちへと連れ回すようになった。一方で，わざとThを閉め出すという行動も見られた。この行動やハウスでの遊びは，いないいないばー遊びであった。いないいないばー遊びは「見えなくなる―再び見える」，すなわち「不安―安心」を交互に体験するところにおもしろさがある。第3期には，このような不安が安心に変わる「不在―在」の確認の遊びとして楽しみ，見る―見られるの役割を交替しながら，相互的なやりとりが成立した。今期は，見えない間に，Thの次の行動を予測し期待どおりになることが楽しいようであった。このように自閉症児の子どもに対し情動的交流遊びを行うことにより，彼らがいないいないばー遊びを楽しむ，すなわち指導者の次の反応を期待するようになることがあることは，伊藤（1998）によっても明らかにされている。

　ThはA君と同じ動きを催促されるのではなく，異なる他者としてA君の遊びの一部として欠かせない役割を与えられていった。このような遊びでは，Thの行動を予測し，期待して待つ姿がみられた。また，交互に声を出すという遊びは，互いの意思がやりとりされていることを実感する遊びであった。これらのことから，A君はThを自分とは違う意図をもった存在してとらえていることがわかる。

　#41，手をクリクリさせて，遠くのトイレから「オーイ」とThを呼ぶ姿は印象的であった。A君には，離れた人を振り向かせることはとても難しいのだと改めて思わされた光景であった。なんとか持ち前の力を総動員して，Thを振り向かせようとしていた。Thは何でも自動的に要求をかなえてくれる存在ではなく，自分とは違う意図や意思をもった存在であり，自分の思いが届かなければ動いてくれないということを感じただろう。なんとかしてThを振り向かせようとするA君の姿には，自分の意思をThに伝えたいという気持ちがあふれていた。Thは，意思を伝えたい相手として存在していた。

第5期

　快の情動をThに抱きついて表現するようになったこと，言葉でThに思いを伝えたり確認したりするようになったことが大きな変化であった。また，ボ

ールのやりとりが完成したことも大きな出来事であった。A君がThにボールを返すということは，これまで超えられない高いハードルであった。ボールのやりとり遊びについて，やまだ（1987）は，会話のやりとりと同じ形式をもっていること，コミュニケーションの発達にとって重要な三項関係を示すものであることを指摘している。

　プール遊びでは，1年目は物を投げ入れることが主であったが，3年目の今期は3連の船を造ってお客さんを誘うところまで進んだ。この遊びでは，誘っても乗ってくれないお客さんに'お姉さんからも言って'とばかりに，Thに訴える様子がみられた。ThはA君にとって，困ったときに，言えば助けてくれるという頼れる存在となっていた。

　驚かされたのは，恐怖のシャワー室に「〜レンジャー参上！」と果敢に挑んだことであった。トイレでは最後までThにドアを開けさせたことからも，ドアを自分で開けるということはA君には最も怖い瞬間のようであり，相当な勇気がいったことであると思われる。ここでも，A君は自分が挑む前にThに経験させている。そして，Thが〈何にも怖くないよ〉と笑って出てきたことが挑戦する気持ちへの支えになったと考えられる。別府（1994）は，相手を不安に立ち向かう安全基地として利用できるようになったことは，相手の情動や意図を受け止めるだけでなく，自分の内的状態である情動や意図を伝え，やりとりを成立させるようになったことと関連していると述べている。人を支えに葛藤場面に立ち向かうということは，相手との情動のやりとりの経験をもとに，相手が快の情動を有している場面は自分にも快の情動をもたらすことの信念が形成されているためである。つまり，快の情動を伝えて相手がまた快の情動をフィードバックしてくれるやりとりの経験の成立が，他者の情動を自分の行動判断の基準として利用することを可能にすると論じている。A君はThとの快の情動を共有する遊びを通して，このようなやりとりを成立させてきていたと考えられ，今期には，快の情動をThに抱きついて表現したり，要求以外の意思を言葉で伝えたりすることが急激に増えている。また，遊びではボールのやりとりが安定するなど，情動や意図のやりとりが成立している。これらのことから，ThはA君にとって「不安に立ち向かう安全基地」（別府，1994）として存在していたと考えられる。

(2) 快の情動をもたらすものから「不安に立ち向かう安全基地」へ

　A君から見た外の世界は，生の感覚でとらえた理解できないモノにあふれている。このことについて滝川（2004b）は，以下のように説明している。「発達のプロセスとは，個々人の感覚器官が直接に感受したまま世界を個的に体験してゆくこころのはたらき，つまり感覚の直接性を，しだいに背後に退かせてゆくプロセスということになる。そのぶん，意味や関係を通して世界を共同的に体験することが可能になる。ところが，遅れのある子どもたちは，そこに遅れるため，感覚の本来もつ直接的な体験世界，個的な体験世界をずっと前面に残していることになる」。A君がモノに過度に脅えることなく生活していくためには，大人を「不安に立ち向かう安全基地」として，それらひとつひとつに立ち向かう体験を重ね，意味を理解し，安心できるものを増やしていくことが必要である。そのためには，養育者以外の大人も「不安に立ち向かう安全基地」として利用可能であることを実感していかなければならない。

　ThがA君にとって「不安に立ち向かう安全基地」となるためには，快の情動を共有しようとする遊びが基盤となっている。Thは，A君が始めた遊びがより相互的対人的になるように工夫し提案すること，A君に快の情動をもたらしそれを共有することを心掛けた。一般に快の情動を共有するには，トランポリンやプールなど身体に響く遊びにおいて成り立ちやすい。A君との遊びでは，この他にも，エレベーターで人形が天井に挟まれる瞬間（第2期），いないいないばー（第3，4期），《もしもし，お父さんだよ》の電話遊び（第5期）で，快の情動をタイミングよく共有することができた。これらの遊びは，A君の快の情動がジワジワとわいてきて最高に達するというタイミングがはっきりとしていた。また，これらはThがA君の快の情動を共有していることがA君にも伝わりやすかった遊びであった。

　また，A君のトイレに関する一連の行動を遊びのひとつとしてとらえ，そばにいてじっくりと付き合い，納得いくまでさせたことが重要であった。当初Thには，トイレを早く切り上げ早く遊びに入らなくてはという焦りがあったが，A君のトイレ観察を「不安に立ち向かう行動」ととらえると，このような遊びがThを快の情動を喚起し高める存在から，「不安に立ち向かう安全基地」という存在へと変化させた重要な遊びであったと考えられる。

(3) 養育者との関係をなぞる体験

　自閉症児の場合，単一の大人，あるいは単一の場所（例えば家族）での大人だけでなく，複数の場所で複数の大人と安定した愛着関係を形成できて初めて，その関係を内的ワーキングモデルに位置づけることが可能になるのではないかとの指摘がある（榊原・別府，2005）。内的ワーキングモデル（Bowlby, 1973/1991）とは「『愛着対象との持続的な相互交渉を通じて人の内部に形成される世界や他者，自己，重要な他者との関係性に関する表象』であり，この表象によって体験を意味づけし，新しい状況に対する適切な行動を導くことができる」（森岡，2000）。遠藤（2009）は，養育者との関係に基づいて構成した内的ワーキングモデルを般化して活用できないという状況におかれがちな彼らにとって，最も適応的な方途は，生活領域ごとに独立したアタッチメント対象を見出すことであり，それぞれに個別の内的ワーキングモデルを構成していくことが重要であると指摘する。そして，自閉症児が複数の人からなるアタッチメントのネットワークのなかに安心して身を置けるようになること，それを支え可能ならしめるのが，ありうるひとつの発達支援の形であると述べている。

　A君は，Thに「コレハ　オカアサン？」と聞いた（#3）。ここでThは「オカアサン」でも「センセイ」でもない，新しい関係としての〈お姉さん〉と名乗るが，A君は，この新しい関係を「オカアサン」との関係のイメージをなぞりながら作っていったと考えられる。浮き輪型クッションでの妊娠出産をイメージさせる遊び（#4, 6）や，排便の処理（#4），だっこでチューをする（#6）などが第1期にあったことで，Thにも赤ちゃんのA君との関係から出発したように感じられていた。これは，退行としての赤ちゃんではなく，関係をゼロからスタートするという意味をもつと考えられる。山上（1999）は，自閉症児の初期発達において，養育者との間に形成された二者関係が他者一般へと般化していかない，すなわち，愛着対象との関係を支えとして獲得された情意的，認知的な力は，愛着対象から離れて他の社会的なコミュニケーション場面へと般化しにくいという問題を指摘している。A君もすでに母親との間で獲得している意思や情動のやりとりの力をThの前ですぐに使うことはできなかった。それらはThへの愛着形成に随伴するように発揮されていった。母親との間で歩んできた過程をThとの間で最初からなぞるように関係性を形成し，

それに伴って持ち前の力が発揮されていった。このような過程は，神園（2000）にも報告されている。母親との関係の中で歩んできた過程を Th でなぞる体験は，A 君のアタッチメントネットワークに「オネーサン」を加えただけでなく，すでに形成していた母親との内的ワーキングモデルを補強し A 君の中により濃く位置づけていったと考えられる。

付記
　本章は，古市（2002）を中心に，大幅な加筆・修正を施したものである。

第3章

事例2　規則性のない「人」とかかわることへの不安
―数字に親和性の強いB君―

■1　問題と目的

　自閉症の特徴の一つである「同一性保持」「固執」「こだわり」といわれる行動様式は，問題行動としてネガティヴにとらえられることが少なくない。しかし，自閉症のこだわり行動は，「内的にとても不安定な状態にあるため，外部に常に変わらない安定した状態を求める」（山中，1985）ためであり，「社会性の遅れをもつゆえに起こり，むしろ適応しようとするための行動」（滝川，2004b）であるという認識が必要である。石井（1967）によれば，自閉症児の固執には発達的な変化と発達レベルがあり，同一性保持の段階は，第1段階：単純反復運動，第2段階：興味対象の固定化と固執，第3段階：配列の固執，第4段階：繰り返し質問することを好む，というように進むとされている。「こうした見方は，固執ということの本質が，あくまでもその子にとっての同じ状態を維持し，変化による不安の生起を防ぎたいという目的のためになされているということ，（中略）このことは，自閉症児の治療教育が，固執行動を消すことではなく，固執の中身が，発達的により上位のレベルに変化することで十分なのだという目標をも与えてくれる」（井原，1996）。したがって，こだわり行動を「直接やめさせようとするのではなく，かといってさせるがままにしておくのでもなく，それ自体をかかわりの足がかりにしてゆくこと。そして，常同的なパターンを，すこしずつ相互性をはらんだパターンへとリードしていく」（滝川，2004b）といった支援が必要であるといえる。

　自閉症児が「こだわる」内容はさまざまであり，発達とともに変わっていく

ものであるが，中でも「配置」や「配列」，「数字」「カレンダー」「地図」などは，よくみられるものである。石井（1967）があげている例にも第2段階に「特定の数字，文字，マークに注目する」，第3段階に「数字を順番に並べることに熱中する」とある。村瀬（2006）では，自閉症児のこれらへの強い関心が，単に「自閉症の特徴のひとつ」「自閉症の特異な関心」「病理」の問題として処理されてきたことを批判し，「カレンダー」や「地図」自体がもつ特徴などを分析したうえで，自閉症児がこれらに魅かれる理由を「一般の子どもたちは，もっとも身近にいる『親』の示す『規則性』に強い関心を示してゆく。（中略）しかし，絶えず動き回る『親』に，一定の法則性を見つけるのは，思ったほど簡単ではない（中略）『人の行動の規則性』が読み取れにくく，そのために起こる，人への不安が高じると，こういう子どもたちは，よけいに周囲の幾何学的な配置や配列を見つけて，そういうものに注意を払うことが多くなってゆく」と述べている。

　本章では，「人の世界で小さくなっている」「数字や文字にこだわる」といった症状や行動が観察された高機能自閉症男児（1歳9か月）の事例を検討する。その症状や行動の背景には「規則性のない『人』とかかわることへの不安」があると推察される。本事例が「規則性のない『人』とかかわることへの不安」を乗り越えていく過程において，遊戯療法で展開された遊びや関係性，発達的変容について明らかにする。

■2　事例の概要

クライエント：B君　インテイク時　1歳9か月

(1) 生育歴
主訴（相談申し込み票のとおり）
　自閉症の子の言葉の獲得や今後について
来談経緯
　保健センターの心理相談員に相談したところ，紹介された

家族

父親（30代前半，大卒，会社員，温厚），母親（大卒，30代前半，主婦，のんびり屋）

生育歴・現象歴

周産期異常なし。母乳。首のすわり3か月。人見知り，後追いはあまりしなかった。初歩11か月。1歳になったころから，次の〔　〕のとおり，多くの自閉症に特徴的な行動がみられた。

〔首を振るくせがある　視線があわない　手をつながない　人よりおもちゃに視線がいきおもちゃを奪おうとする　指差しをしない　クレーンのように母の手をとる　呼んでも振り返らない　こまのように回る　手をパタパタさせる　変なステップをふむ　扉の開閉をくりかえす　黙々とひとりで遊ぶ　バイバイなどの真似をしない　広い場所では走り回る　母親が出かけても泣かない〕

1歳半健診の前に以上のようなことが気になり保健センターに相談に行った。1歳半健診では，座っておれずよく動き，保健師に関心を持たず，反応は乏しかった。保健センターから月2回の親子教室と医療機関，本施設を紹介された。医療機関では，1歳8か月時，自閉症と診断された。

最近，喃語が増えた。「ぱーぱー」「きーきー」などのバリエーションが増え，家ではよく聞かれる。「バイバイ」などの真似をしない。壁やチャイルドシートに頭を打ちつけることがある。だっこはいやがらず，甘えるようになってきた。1歳1か月時は母親が出かけても泣きもしなかったが，今は母親が行くところ行くところ（洗濯やトイレにも）ついてきて，いないと泣くようになった。父親の「たかい，たかい」「ヒコーキ」「肩車」などをとても喜ぶ。父方祖父母によくなついている。

臨床像・見立て

丸顔で子どもらしい顔立ち。無表情。視線が定まらずふわーっとしている。表情を含め，動きが少なく，エネルギーが低いといった印象である。人への反応が薄く，物への能動性が低い。

両親からは，B君の発達のためにできることなら何でもしたいというように，一生懸命さと焦りが伝わってくる。

(2) 発達・知能検査の結果
　津守式乳幼児精神発達質問紙　DQ81（2歳3か月）
　津守式乳幼児精神発達質問紙　DQ92（2歳8か月）
　田中ビネー知能検査V　IQ100（3歳0か月）検査者は筆者

(3) 面接構造
　週1回50分間の遊戯療法。週1回の母親面接。1歳9か月という年齢であること，母親への愛着行動がみられ始めた時期であることから，母親面接は同室内で他のカウンセラーによって行われた。小プレイルーム1を使用した。
　なお，母親面接は「今週の気づき」というアンケート様式のシートに記述されている内容に沿って行われた。次回来談までの一週間の子どもの生活の様子や母親の気持ちなどを記述してきてもらうものである。

■3　遊戯療法の経過

　X年4月～X+3年3月（1歳9か月～3歳7か月）の59回を分析対象とする。B君の数字を用いた遊びの変化によって4期に分けて検討する。「　」はB君，〈　〉は筆者（以下，Th），『　』は母親（以下，Mo）の言葉を表す。
　また，各期の末には各期の「数字に関する認知・行動の様子」を記す。ここでは，母親による記録「今週の気づき」を中心として，遊戯療法の記録と市の母子療育事業の保育記録を資料として用いた。母子療育事業には，2歳8か月より保育園就園まで週3回通園した。筆者はこの母子療育に月1回心理相談員としてかかわっている。なお，[T，#19，2：3]は，Thによるプレイセラピーの記録（19回目），[M，#14-15，2：1]は，母親による記録「今週の気づき」(14回目と15回目の間，2歳1か月)からの抽出であることを示す。

第1期　数字遊び以前　#1〜#11（1歳9か月〜2歳1か月）

#1　インテイク　両親と来所。視線が定まらず，ふわふわとした雰囲気。トコトコとゆっくり歩き，プレイルームに入る。促されるままに座ると，ほとんど動かない。Th がままごとの道具を渡すと，ひとつひとつ手に取って見ては，静かに置く。ポットやジュースでは飲むふりをし，電話では受話器を耳にあてた。Th が何か気に入るおもちゃがないかといろいろと見せていくと，おもちゃや Th の顔に視線をすっとむけて，すっとそらせる。

終了時刻が近づくころには，多少動きが出てくる。棚のおもちゃを手にとったり，ままごと道具の入った箱をバラバラとひっくり返したりする。箱庭の砂の中で手を滑らせたり，砂をサラサラと上から落としたりする。Th が B 君の手の甲にサラサラと砂を落とすと，手をひっくりかえして掌でうける。表情や動作の変化は小さく，静かでゆっくりとしている。受け身的な反応はみられるが，すぐに視線をはずし，やりとりが生まれない。活動性が低く，発声もきかれない。

帰り際，大人たちが B 君に向かってバイバイと何度もしていると，下の方で少し手を振った。『バイバイに応じたのは初めて』とご両親は驚かれていた。

#2　Mo にだっこされて来所。『もうだっこばっかりで，でも……』と，大変だけど喜ぶべきことなんですよね，といったことを言われる。『後追いも出てきて。遅れてるんですけど』と，大変さと喜びを語られる。

ビー玉を箱からバラバラと砂の上に出し，一つずつ箱に入れ直すことを繰り返している。Th は，B 君と交互にビー玉を入れるように割り込んで入れていく。また，Th の掌にいくつかのビー玉を乗せ，次は B 君の番だよというように〈どうぞ〉とビー玉を渡していく。やがて，自分から Th の掌のビー玉を取るようになる。

Th はビー玉に砂を被せて隠しては出し，ビー玉で〈いないいないばー〉をする。B 君はそのあたりを見てはいるようだが，反応しているのかどうかわからない。Th の真似をして B 君もビー玉に砂をかぶせている気もするが，砂を触っているだけかもしれない。Th が〈ちょうだい〉と手を差し出すと，'ど

うぞ'をしてくれるときもある。終わりが近づいたころ，B君の方からThにおもちゃを'どうぞ'してくれた。

#3　母親カウンセラーは休み。ThとMo，B君が箱庭をテーブルのようにして座る。今日は発声が聞かれる。リラックスしている様子。ビー玉などを箱に入れたり，出したりする。'ちょうだい―どうぞ'をThとMoからB君に働きかけると応じる。ThとMoがすっかり話しこんでしまい，B君の相手がおろそかになると，B君の方からThに'どうぞ'をしてきた。最初に座った位置から動かないまま，終了時刻がくる。終了を告げると，無表情のまま静かにままごとの箱をひっくり返す。終了への抵抗か偶然のタイミングか，表現が弱くはっきりしない。

#4　クレヨンと箱，ビー玉と灰皿などで物の出し入れ。クレヨンを箱にうまく入れられないと，Thにやってくれというように渡してきた。Thがクレヨンを箱に入れている手元をじっと見ている。終了を告げると，抵抗するような声が出る。帰り際，B君にバイバイをしてもらいたいと，大人たちは何度もバイバイをする。そんな大人たちをじーっと見た後，すっと視線をそらす。じっと見る，見て理解しようとする，というような視線が強くなったように感じる。

#5　ThがB君にもできそうなことを目の前でやってみせると，Thの手元をじーっと見る。また，自分でできないことがあるとThに渡し，Thがする様子を見てその後自分でするという流れが増えてきた。B君が積み木を高く積んだのでおおげさにほめると，ほめられたのがわかったようで顔がニヤーっとなった。その後，声がよく出始めた。終了時，Thらが片付け始めるとおもちゃをばらまく。終わりたくないという意思がはっきりと伝わってきた。

#6　遊びはいつものように物の出し入れ，箱庭の砂を触る，おもちゃに砂をかぶせるなどである。ThがB君に見せるものに目を向けたり，Thのしたことを真似てみようとしたりすることが増えてきた。積み木を高く積んだことをほめると，ほめられるのがわかるのか，どんどん上に積んでいった。表情はほとんど変わらないが，顔が上がったからか得意げに見えた。

#7　声がよく出る。Thがお絵かきをしてみると，Aもなぐり描きをする。しかし，すぐにクレヨンの出し入れに夢中になる。

#8　〈Bちゃん〉と出迎えると，Thを見てニコーっと照れたような笑顔をみ

せる。Mo の足につかまって，Th の顔をじっと見ている。Th がプレイルームの鍵を B 君に見せると，ゆっくりと歩いてきて鍵を受け取り，プレイルームへ歩き出す。会うたびに反応や表情がはっきりしてきたと感じる。

Th が人形にピーマンを食べさせると，同じようにする。Th が食べるふりをしたあと，〈はい B ちゃんにもあげる〉と食べ物を差し出すと，B 君はその様子をじーっと考えるように見ている。Th が自分に何をさせたがっているのか，どうすればよいのか，これは何をしているのか，と考えている表情にみえる。

フライパンで箱庭の砂をすくっては落とす，を繰り返している。そこで Th がフライパンに砂を入れ〈ぐるぐるぐるぐる……〉とスプーンで砂をかきまわし，〈ドッカーン！〉と砂を高くばらまいてみる。すると笑った。笑ってくれるので Th は何回もやる。もう一回やって，というふうにじーっと Th を見る。

#9 母親カウンセラーは休み。Th が風船を持って出迎えると風船ばかり見ている。Mo があいさつを促すが風船に注目したまま視線が動かない。

Mo から Th に『味噌汁をこぼすとテーブルに塗って遊ぶのだがどうすればいいか』と質問がある。Th は〈あまり自閉症だからとか考えずに『あーあ』とかでいいのでは〉と答える。子どもならよくしてしまうような行動でも，今の Mo には，自閉症の問題行動としてとらえてしまうことが多いようだった。この話をした直後，B 君が高く積んだ積み木を壊してしまう。Th と Mo が思わず〈『あーあ』〉と同時に言うと，B 君も積み木を見ながら，「アーア」と言った。B 君から言葉らしきものが初めて出た瞬間だった。Mo と Th は感動し，〈『今「アーア」って言ったよね！』〉と同時に言って顔を見合わせる。夢じゃないよね，と言わんばかりに確認し合う。この後も，意識すると遊びの中には〈あーあ〉という場面がたくさんある。そのたびに〈あーあ〉『あーあ』と Mo と Th で盛り上げる。B 君も時々「アーア」と言ってかわいい。Mo はとても嬉しそうだった。

#10 来所時，向こうの方から B 君がやって来るのが見えたので，Th は〈B ちゃん〉と声をかける。すると，笑顔でこちらに駆け寄ってくる。Th はしゃがんで両手を広げて待つが，Th まで後一歩，というところで急に立ち止まり，まったく違う方向に視線を移すのだった。

Th がおもちゃのブランコに人形をのせるとB君も同じようにする。人形がすぐにブランコから落ちてしまうので，B君が人形をのせるたびに Th ら大人たちは拍手する。やがて，B君も顔を上げて笑顔で拍手するようになる。これをくり返していると成功するたびに大人たちに拍手を催促するように，拍手しながら皆の顔を見回すようになる。しっかりバイバイして帰る。

#11　2歳になった。Mo は母親カウンセラーに『とうとう言葉が出ないまま2歳の誕生日をむかえてしまった。他の子と比べてしまい，つらい』と泣いてうったえている。Th はこれまでB君には会うたびに新しい反応や表情などがみられるので，その伸びていく姿に驚かされてきたはずだった。しかし，改めて目の前のB君を見ると，ひとり静かに小さく単調な遊びを繰り返している。胸が締め付けられる。

#12　1か月間の夏休み後，久しぶりの来所。Mo がB君に話しかけると，Mo の言っていることを理解しようという様子でじっと Mo の顔を見て聞いて考えている姿がみられる。そのことを Mo に伝えると『この一週間でほんとによく伸びた』と言われる。言葉を真似るようになったことを披露してくれる。『でんしゃ』「デンシャ」とはっきり真似る。『頭はどこ？』というと頭を触る。Mo は一通りこれらができるようになったことを Th に見せ，『すごい伸びた』『普通に近づいてきた』と明るい。

プレイでは変わらずおもちゃ箱からおもちゃを出したり入れたりしている。しかし今日は，丸いブロックばかりを選んで出すなど，似たものを選んでいる様子である。

ビー玉を灰皿に入れては出すことを繰り返している。そこで Th がビー玉を一つ持ち〈どっちだ？〉と両手を握って出してみる。B君がビー玉の入っている方の手を触ったところでぱっと開いてみせる。ビー玉があると笑う。

#13　ミニカーを並べたり走らせたりしている。そこで Th が橋を持ってきてその上にミニカーを走らせると，すぐに真似をする。Th が橋の下をくぐらせると，またすぐに真似をする。Th のすることを真似て取り入れることが多くなっている。

#14　言葉をよく真似る。自発的な発語も聞かれる。何かしてほしいときに「チョウライ（ちょうだい）」と言う。Mo は『ちょうだいと言われるとママ弱

いんだよなー』と無理な要求にも嬉しそうにこたえる。Mo は『言葉がでてきてだいぶ普通っぽくなって気が楽になった』と明るい。

数字に関する認知・行動の様子：数字への関心の芽生え
　B君が数字に興味を持ち始めたのは，おそらく1歳の終わりごろからである。後に『アタック25を興味深そうに見ている』『数字の型はめパズルがあっというまにできた』と語られるものの，当時は周囲に特別意識されることはなかった。

第2期　数字を感覚的に楽しむ，行為者としての Th を意識する　#15〜#21
　　　　（2歳2か月〜2歳4か月）

#15　1〜10まで横一列に書いてあるカードに興味を示し，順に指を指しながら何か言っている。「ゴ」「ハチ」ははっきり聞こえる。何度も繰り返す。（この姿が観察されたのを始まりに，以降，プレイルームにある数字を見つけ出しては読むということが中心になる。Th は毎回，他のプレイルームからも数字の書かれたおもちゃをできるだけたくさん集めて用意しておく）
　B君は数字を見ると読む。Th は，B君が読んだ数を復唱したり，B君が数字を見つけたタイミングで〈やったー！，8あったー！〉と変わりに喜びを表現したり，数字を書いて見せるなど，積極的に数字を用いてかかわっていくようにつとめた。
　Mo より，『いい面を伸ばしてあげたい』との思いから，先月より公文に通い始めたとの報告があった。

#16　ビー玉を灰皿へ入れたり，砂の上に出したりを繰り返している。そこでTh はそのビー玉を並べて数字の形を作ってみる。すると，B君はニコニコと同じように数字の形に並べた。
　Th が数字の形をしたブロックを〈はい，どうぞ〉渡すと，嬉しそうに受け取り，「ハチ」とその数字を言う。Th は〈はち，だね〉と返す。この遊びでは，数字のブロックが Th から B君に渡されながら，〈はいどうぞ〉「ヨン」〈よん〉，〈はいどうぞ〉「ゴ」〈ご，だね〉と，Th と B君の声が交互に発せられていくので，まるで数字で会話をしているように感じられた。Th と B君が

交互に声をだしているだけで，以前とは違う空間ができたように思われた。二人の間の空気がつながった感じがした。

今週の気づき　ばあばがいれば平気。夜もばあばと寝た。母子愛着がくずれてしまったのでしょうか。

#17　Th が 5 のカードの上に 5 と書かれた汽車を置くと，B 君は 3 のカードの上に 3 と書かれた汽車を置く。Th の遊びにこめた意図を理解している様子がみられるようになる。数字を使うと，これまでよりもずいぶんとかかわりやすく感じられた。数字を取り入れていくうちに顔がよく上がるようになった。

#18　祖父が作ってくれた数字のカード（画用紙に数字を書きラミネートしたもの）を持って来所する。家事をしているときなど待っていてほしいときはこれを持たせると待っていられるという。

　数字が書かれた汽車を積み上げたり並べたりしながら数字を読んでいる。Th は B 君と交互になるように割り込んで，汽車を積み上げたり並べたりする。また，B 君が汽車に書かれた数字を読むと Th はすぐに復唱し，声が交互になるようにする。しばらく繰り返した後，B 君が Th のことを気にしているかどうか，少しじらして試してみようと思い，B 君が数字を言っても Th は復唱せずに黙ってみた。すると，B 君は，顔を上げて Th を見た。そこで Th が復唱すると，B 君は次の汽車を持って嬉しそうに「キュウ！」と続けた。そして'次は Th の番だよ'というように Th の顔を見る。行為者としての Th をはっきり意識しているようであった。

#19　Th にペンを渡し，目を見て「サン」と言う。Th が 3 を書くと，B 君が「サン」と読む。Th は B 君にペンを返す。B 君は受け取って，「ゴ」と言ってまた Th にペンを渡す。このやりとりを繰り返す。数字を次々とリクエストしながら Th にペンを渡す。このように能動的に Th を必要とする相互性のある遊びがみられるようになる。

　キティちゃんの家族人形を横に並べ，端から順番にニコニコとさわりながら「ハチ」「ゴ」と名づけるように言っていく。まるで数字に生命が宿っているようであった。

今週の気づき　朝，起きてきたとき，にこーっと笑って，ママが手を広げているところに抱きついてきた。すぐそこに数字のおもちゃがあったけど，そっち

よりもママにきてくれたので嬉しい。
#20 ままごとの食べ物を箱から出しながら,「ブドウ」「ミカン」「リンゴ」「オサカナ」「ゾウ」「キリン」と言う。単語がかなり増えているのに驚かされた。

クレヨンを Th に渡して数字を書くようリクエストする。〈(Mo カウンセラー) 先生にも言ってごらん〉というと持っていく。

B君が台の上に立ったところで,大人たちが拍手やばんざーいと言って盛り上げると,大人たちの顔を得意げに順番に見回す。
#21 Th の出すままごとの食べ物の名前を言っていく。「ニンジン」「リンゴ」……と言っていき,同じものが二つになると隣に並べて置いていく。

数字に関する認知・行動の様子：数字を読む,数字への相貌的知覚

2歳の誕生日を迎えた直後,公文に通い始める (M, #14-15)。この頃より[数字がすごく好きで数字の歌をうたうとものすごく嬉しそう。カレンダーが好きで,見て「1, 2, 3, 4, 5」と言っていた。駅のホームで足元の番号を見つけては触って歩く。(M, #14-15, 2：1)][数字が好きすぎて,エレベーターでもなんでも,数字があると「イチ,シャン,ヨン」と読んでしまう。／車のうしろの座席で「7, 8, 9」と唱えている。／看板の電話番号やカレンダーを見ては数字を唱えている。(M, #15-16, 2：2)]というように,数字を見れば読み,唱えるという行動が始まった。当初は『いい面を伸ばしてあげたい』という思いで始めた公文であったが,B君の数字への関心の強さは,直ぐに母親に[数字が好きすぎるのでちょっと怖いです。(M, #15-16, 2：2)][数字への対応はこだわりでしょうか？数字にはあえて触れさせないほうがいいのでしょうか？(M, #15-16, 2：2)][朝起きたときも開口一番,「3, 3」などと数字をいうのでかなり心配です。(M, #18-19, 2：3)]と不安を感じさせるほどになる。

また,この頃[(突然)「8あったー」と言う。(M, #16-17, 2：2)][祖父が作ってくれた数字のカード (画用紙に数字を書きラミネートしたもの) を持って来所。家事をしているときなど待っていてほしいときはこれをもたせると待っていられるという。(T, #17, 2：3)][「ママー」と呼んだあと「はちー」とたまに言う。(M, #17-18, 2：3)]といったように数字と母親を結び

つけているのではないかと思われる行動がみられる。そもそも幼児には実際には生命のないものでさえ，ある内的な生命力を顕しているようにみえてくる傾向，すなわち相貌的知覚（Werner, 1948/1976）があり，小林（1993）には，自閉症者の知覚特徴として相貌的知覚が指摘されている。B君と数字とのかかわりを見ていると［キティちゃんの家族人形を横に並べ端から順番にニコニコとさわりながら「ハチ」「ゴ」と名づけるように言っていく。(T，#19，2：3)］など，数字に生命を宿らせているように思われた。

第3期　数字の規則性の発見と確認　数字から一般的な遊びへ　#22～#39　（2歳4か月～2歳10か月）

#22　来所するなりカレンダーに直行。あいさつしながらも視線はカレンダーに向けたままである。

　Th は，B君がプーさんのキャラクターを覚えたということを聞き，だっこして他のプレイルームまでプーさんの電話のおもちゃを取りに行く。カードを差し込むと，カードに書かれたキャラクターの声で話しかけてくる電話のおもちゃ。10枚のカードにはプーさんのキャラクターと1～10の数字がひとつずつ書かれている（以下，プーさんのカード）。B君はすぐにカードの方に興味を示し，数字を読みながらカードを並べていく。嬉しそうに「イチ，ニ，……ジュウ！」と1から順に並べたり，取って集めたりしている。Th は数字ばかりでなく，キャラクターの絵や電話遊びの方にも目をむけてもらおうと〈プーさんどれ？〉と注意をそちらへ向ける。するとキャラクターに目を向けてそのカードを取るものの，またすぐに数字を読むことにもどってしまう。

　1～10が横一列に書かれた紙を見つけ，1から順に読んでいる。そこで Th はその紙をふとんのようにして，プーさんのカードを〈ねんねー〉と同じ番号の下にもぐらせ寝かせていく。しばらくするとB君も「ネンネー」と真似る。Th と同じように数字を合わせてカードをもぐらせていく。

　「アッター」「ナイー」という言葉をよく使う。Th はB君がそれを楽しめるように，ものを隠して「ナイーアッター」という状況を作り出す。そのうちB君の方から Th の手にビー球を隠して閉じさせ，開けるなどして，「ナイーア

ッター」の状況を作りだした。

#23　プーさんのカード。数字を読みながら順番に並べては，また手に取ることを繰り返す。延々とそれを繰り返すのみで，Thはどのようにその遊びに入ってよいのかわからない。Thはカードの数字を指や砂で隠してみる。しかし，B君は何事も起きていないかのように絵だけを見ながら数字の順序どおりに取っていく。

#24　クレヨンの出し入れを繰り返している。そこでThが紙を出すと，Thにクレヨンを渡して「イチ　書イテ」と言う。Thはそれに応えた後，象なども描く。B君からは数字の要求しかないが，Thが描いた絵に対しては「ニンジン」「ゾウ」などと答える。次々と絵を描いてやりとりをしていないと，すぐにクレヨンの出し入れになってしまう。

#25　ものの名前がずいぶん言える。以前「5」「8」と命名していた人形を「パパ」「ママ」「ジイジ」と命名する。

#26　Thがプーさんのカードを人形のようにして〈ねんね〉〈おはよー〉〈ごちそうさま〉などと動かすと，真似をする。カードを砂に埋めて出して，いないいないばー遊びをしてみると，長く続いた。プーさんのカードでは，1と2のカードを横に並べて「12」と二桁の数字を作って読む。

今週の気づき　いっぱいおしゃべりするし，ママ大好きーといって抱きついてきたり，聞き分けもよくなってきたような気がするので，とってもかわいいと思える。

#27　なかなか顔が上がらないことが気になっていたが，今日は，突然良いタイミングでパッと顔を上げてThと目をあわせてくる。言葉を発するとき，嬉しいとき，伝えたいときに顔を上げてThの顔を見て笑ったり，話したりする。

　シルバニアファミリーを出してみると，「ネンネ」「オハヨー」と言いながら人形を動かす。

#29　受身的な反応はいいが，顔を見ることがほとんどない。

　カードや数字の書かれたおもちゃを1から順番に読みながら手に取り，全部取り終わるとまた1から順に読みながら並べるということを何度も何度も繰り返す。

#31　来所するなりカレンダーで立ち止まって動かない。MoやThがプレイ

ルームに行こうといっても反応がない。ThはB君と一緒にカレンダーを見たり読んだりしながらも，いくらB君がカレンダーを好きでもこれでよいのかと不安になってくる。それに，B君がカレンダーを好きで見ているのか，一旦見てしまうと止められないのかもわからない。しばらくたったところでThが〈カレンダーと一緒にプレイルームに行こう〉と言うとついてくる。プレイルームに入ってもB君は15分ほどカレンダーから離れられない。Thがカレンダーの絵の方に興味を向けようと〈これ誰？〉と聞くと「アンパンマン」と答えるが，すぐに数字を読み上げることに戻ってしまう。カレンダーを1から順に読み上げ，31日のない月では最後に「31ナイ」と言うことを繰り返す。Thは〈ないねー〉としか言えない。しばらくそのようにした後，B君が「31ナイ」といったところでThは〈あ，あそこにあるよ〉と後ろを指差し，B君が後ろを向いた間にカレンダーを隠し，ままごとを出す。あっさりカレンダーは忘れたように，ままごとを始める。ままごとでは，ものを籠から一つずつ出しながらその色や名前を言っていく。わからないものがあるとThに「ナンダッケカ」と聞く。

　帰り際，泣いて思いを通そうとするB君に，Moは『ママつかれちゃうよ』と大きくため息をつく。『自我が出てきていいのはわかるんですけど』と疲れた様子をみせられる。

#33　Thからの働きかけに応じることは安定しているが，Thの方からかかわり続けていないと，すぐにひとり遊びになる。Thが絵本を読んであげる。静かに見て聞いている，と思って目線をみるとページ番号を見ている。絵本が終わると「32ナーイ」と言う。31ページまでの本だった。頭の中は数字一色といった印象であり，Thは，このまま数字ばかりで遊んでいてよいのか不安になる。ThはB君の興味が数字の他にも向くように数字以外の物でも誘ってみるが，まったく興味をもってもらえないか，あるいは見事に数字に結び付けられてしてしまう。

今週の気づき　すきすき大好きーとまとわりついてくる。思い切り甘えさせてあげたいです。

#34　Moの出産のため2か月間休みの後，久しぶりの来所。いつものようにカレンダーに直行。Moは『ひさしぶりーとかないの？』と苦笑。「パパとマ

マとBチャンと」と話し出す。会話にはまだならないが，「○○あるジャン」と語尾が話し言葉らしくなり，3語文が話せるようになっている。(以降，B君の言葉をひらがなで表記する)

#37　母親カウンセラーが入室してくると振り向いて自ら「こんにちはー」と言う。
　「6プラス8は14」と突然言うので，Thが〈9＋2は？〉と聞くと「10，11！」と答える。一桁どうしの足し算なら即座に答える。

#38　単調な遊びから抜け出せないなどの理由で，小プレイルーム1から中プレイルームに変更してみる。そこでも数字，ひらがな，アルファベットを読むことや，型はめパズルが多くなるものの，バスケットゴールなどで体を動かすことにも応じる。カルタでは，Thが［あ］［り］などと文字をつなげて単語をつくると読む。B君も真似しようとしたが［し・の］などと意味のない言葉になる。Thが少し手伝うと自分の名前が完成した。

数字に対する認知・行動の様子：数字の序列（序数，カレンダー，足し算）への関心，数字を唱えて気持ちを落ち着かせる

　序数を覚え，足し算ができるようになる。また［はなしかけても数字の独り言をやめない。(M，#29-30，2：7)］というようにカレンダーなどの数字に入り込むと周囲からの働きかけが入らないことが増える。一度数字に入り込むと周囲への働きかけに応じなくなる半面，切り替えが悪いときや気分をのらせたいときには，カレンダーを持って一緒に移動したり，［『1，2，1，2』とかけ声をかけるとスムーズに移動できる。(市の母子療育の保育士による記録，2：8)］［水遊びが好きで，プールから出たがらないが，『10数えたら出るよ』というと「10，9，8・・」と数えて出られる。(市の母子療育の保育士の記録，2：10)］というように数字を用いることでスムーズに行動を促すこともできた。
　［「一本でもにんじん」「数字のうた」「ABCのうた」を交互に歌って眠りにつく。(M，#27-28，2：6)］［物を投げたら取り上げるようにすると，しばらくは泣いていたが，カレンダーを見て数字を言い始めておさまった。(M，#33-34，2：8)］［療育に初めて行き，表情も硬く口数が少なかった。帰ってからはやたらうるさくいつもよりたくさん独り言をブツブツ(たいがい足し

算）言っていた。(M, #34-35, 2：9))]というように, 数字が心を落ち着かせるために用いられている様子がみられるようになる。

第4期　数字の規則性の応用，数字によって遊びが豊かになる　#40〜#59
（2歳11か月〜3歳7か月）

#40　ひらがな積み木を読みながら並べる。Thが文字をつないで言葉を作ると，それを真似ようとしてB君も何個か並べて読む。しかし，すぐに並べることの方に夢中になる。同じ文字が二つあったのでThが〈いっしょー。2つあるー〉というと，次に同じ文字があると「いっしょー。2つ　あるー」とB君も同じように言う。

#41　ボーリング，あいうえお表，プラレールなどいろいろおもちゃを変えて遊ぶが，道具は変わってもほとんど数字を読んだり数えたりすることが遊びになる。プラレールでは，「動物園」「アピタ」と行き先を言って遊べる。

今週の気づき　だいぶ他の子にも興味がでてきた様子ではあるけどやたらわけのわからないことを話しかけるので相手の子にひかれてしまいます。

#44　母親カウンセラーは休み。『最近よく通じるようになり，ほんとにやりやすくなった。かかわりがスムーズで普通の子みたいになってきた。いとこや気のあう友達とは一緒に遊んでいる。妹，父，母とのやりとりは普通の子のようだ』と話される。

#45　「こんにちは」と言った後すぐにカレンダーを読む。『なんて言うの？』とMoが何回か促すと「またよろしくお願いします」と言う。車の中で練習したらしい。
　遊びは砂やビー玉の出し入れなど単調である。Thの介入は受け入れるもののやりとりが続かない。

#46　〈何描いてほしい？〉と聞くと「赤ー」と数字以外を言うようになっている。
　面接中のMoの話がよく耳に入ってきてしまうようで，そのままThに向かって繰り返す。また，突然Thに向かって「○○の提供でお送りしました」などと言う。

#48 来所するなり数字を見つけては読んでいる。

　トミカレールでは，Thが道路をつなげるのをB君に手伝ってもらう。目の前に物を持っていったり，Thの指先にB君の視線を誘導してから〈赤とって〉〈ここから走らせて〉と言ったりするとできるが，言葉だけでは何に注目すればよいのかわからないようだ。発語や認知の発達が急速にみられる分，それを，かかわりややりとりに用いられない難しさを同時に感じる。

#49　アンパンマンのドライブモール。Thが人形と店を何個か並べる。B君はミニカーでモールに来店。〈いらっしゃいませー〉「・・・」。何をしていいのか，という様子でじっとしている。〈りんごくださいって言って〉「りんごください」〈はい，どうぞ。100円です〉「・・・」。次は何をすればよいのか，という様子でじっとしている。〈こうやってお金を渡して〉と動きが止まるB君にThがひとつひとつやってみせる。2回目の来店では，「りんご」を「チーズケーキ」と言い換え，お金を渡すところまでできる。Thの提案でお客さん役とお店屋さん役を入れ替わると，B君はThがしたお店屋さんのとおりに真似る。このような遊びを長い時間続け，最初よりもできるようになったとは思うものの，これでよいのだろうか，と考えてしまう。

#50　1から10まで英語で数える。Thとの遊びが続かない。

#51　事例検討会を経て，母子並行面接に変更し，体を使った遊びをねらい大プレイルームに変更。最初に少し大きな遊具で遊んだものの，やはりおもちゃでこぢんまりとした遊びになる。

今週の気づき　以前のおとなしく受け身なかんじからやんちゃな活動的な子に様変わりした。／「ぼくB君だよー」とか，お友達の名前も口にするようになった。お父さん，お母さんのことをたまに父親とか母親，フルネームで言ったりする。

#52　来所するなりカレンダーに夢中。人の誕生日をすぐに覚え，聞くと教えてくれる。

　今日は動きが少々大きい。積み木を持って向こうまで走っていってから並べたり，買い物カートを押して，行ったり来たりして物を出し入れしている。そこでThがレジを出して買い物ごっこにしてみる。Thがレジで〈198円になります〉と言うと嬉しそうな表情をする。「198円になりまーす」と嬉しそう

に復唱し，Th のレジに何度も商品を持ってくる。Th はこの遊びをしているB君を見ていて，B君はほんとに数字が好きなのだなあ，と改めて思う。そして，いつからかB君を数字で楽しませようとすることがなくなっていたことに気づく。もう一度B君と数字を楽しんでいこうと決める。

#53 「こんにちは。10月31日」とあいさつ。いきなりの数字遊びで Th はワクワクする。

　「お買い物するー」「ピッピして」「ホットケーキ食べる」などと話しながらままごとをする。数字のものを見つけると生き生きとした顔になる。買い物ごっこではB君もレジ役をし，「250円です」と言ってとても嬉しそう。

　さいころを見つけると，一面一面順に見ていき，1から6まで見た後も7を探している。〈サイコロは6までしかないよ〉というと，それが気に入った様子。さいころを見るたびに「6までしかない！」と言う。〈7は？〉「ない」〈13は？〉「ない」〈5は？〉「あるー！」。このようなやりとりは生き生きとしており，しっかり顔を上げて Th に向かって答える。B君と数字を楽しもうとはっきりと意識したからか，Th も楽しい。その他，わなげを並べながら数えるなど数字遊びを交えながら，活発に遊んだ。

#54 「こんにちはー」と一人で歩いてくる。〈床屋さん行ったの？〉「行ったー」〈床屋さんで何したの？〉「チョキチョキしたー」〈泣いたの？〉「泣いたー」と簡単な会話が成立する。

　ままごとでは，［買い物―レジ―食べる］まで，まとまった遊びになる。商品をカートに入れ，Th に持ってくる。Th がレジをしてカートに品物を入れると，離れたところにあるままごとハウスの中に運ぶ。一通り買い物が終わると，ハウスの中に二人で入る。ドーナツを皿にのせて Th にくれる。「ドーナツ食べるー」〈フォークないんだけど〉「フォーク入ってるー」〈どこに？〉「ここにー」と遠く離れたおもちゃの棚を指差す。〈フォークちょうだい〉「フォーク入ってるー」〈どこに〉「ここにー」と同じやりとりの繰り返しになってしまう。〈取りに行こうか〉というと立ち上がりおもちゃの棚へフォークを取りに行く。フォークを持ってくると食べるふりをして「おいしいねー」と言う。

　車を運転してプレイルームを一周し，ハウスに帰ってくる。〈パパお帰りー〉「おかえりー」，〈どこ行ってきたの？〉「お買い物行ってきたの」〈どこ

に？〉「おかいもの」〈フィール？アピタ？〉「アピタ」〈何買ってきたの？〉「とうもろこし」というやりとりができる。

#55　買い物ごっこでは，レジ遊びが盛り上がる。〈40円と50円で・・・〉と途中で言うのを止めるとB君が「90円！」と元気よく言う。値段を言いながら品物を渡し合う遊びになる。Thが〈全部で300円でーす〉と言うと，次にB君が品物をThに渡しながら「ロクビャク（600）円でーす」と真似ながら数字を変えて言う。〈これは800円でーす〉というと，「ゴビャク（500）円でーす」と言いながら次の品物を渡す。

　終了を渋る。抱きかかえても泣いて抵抗する。Thがおろすと遊びだし，まただっこすると「（ままごとの）ホットケーキ食べるよー」と大きな声を出して暴れ抵抗する。〈じゃあ，先に行ってるね〉とThがプレイルームを出ようとすると，「3人でお歌うたう時間ー（音楽療法への移動。3名で行っている）」と言いながらついてきた。

#56　100個の玉のついたおもちゃでは，玉を英語で100まで数える。音楽療法に行く時間だと伝えると，数え終わらないと次に移れないといった様子で，あわてて100まで数えきってから移動する。

#57　ホワイトボード。ペンをThに渡し，「1から10書いて」と言う。Thがそのとおり書くとB君はそれを消して「1から20書いて」と言う。次は「1から100書いて」，次は「1から200書いて」と言う。Thが書いている間は，少し首を傾げて数字を惚れ惚れと見ている。Thが途中でペンを止めて，〈終わり？〉とじらしてみると次の数字を教えてくれる。Thが調子よくスラスラと書いていると，笑ってペンギンのような格好をしてパタパタと足踏みして喜ぶ。終了を告げると「時計が4になったから4人でお歌」と繰り返し言いながら移動する。

#58　ホワイトボードでは，「ニンジン描いて」「タマネギ」「ジャガイモ」と数字ではないものを描いてという。B君にも描いてもらおうと画用紙とクレヨンを出すと「1から200まで書いて」と言う。〈B君も描く？〉と勧めると，少し数字を書いたが，すぐにクレヨンを並べたり，色を順番に言ったり，数を数えたり，ころがしたり，クレヨンそのものでの遊びを始める。クレヨンを2本並べて「箸」と言う。16本のクレヨンを全部2本ずつ組にして，「Bちゃん

の箸」「パパの箸」「ママの箸」「ジイジ，バアバ，～バアバ，～オバチャン，～オジチャン」と言いながら置いていく。#59でもクレヨンを立てて並べたり，横に並べたり，数を数えたり，一本一本「パパ，ママ，ジイジ」と命名したりする。クレヨン4本で四角を作り，その下にももうひとつ四角を作って「8」を作る。横にも四角を作って「80」を作る。Thは，クレヨンそのものでいろいろ遊べるB君に感心する。

　頭の中は掛け算がぐるぐるまわっているようだ。ものの数を「3が3つで9こ」「5が3つで15こ」などと数え，独り言がよく出る。来月からいよいよ保育園に就園。Moは『やっとここまできたというかんじで』『よくがんばったね』とカレンダーを見ているB君の頭をなでる。『ママもよくがんばったけど』と笑顔をみせられた（#58）。

数字に関する認知・行動の様子：さまざまな数字の規則性への関心と確認　数字をコミュニケーションに用いる

　九九や掛け算，100以上の大きな数，英数字など，数字に関する認知がさらに進んでいった時期である。掛け算で数を表すこと，掛け算の独り言が頻繁に出る。市の母子療育では，一時期［いすに座って静かに待っていられるが時々ふらりといすから離れて部屋から出て行こうとする。気が乗らないと違う方ばかり見ている。数字をもごもごと独り言を言って楽しんでいる。移動するときなど切り替えができず，ごねて九九を全て見て言わないと気がすまなくてじっと立ったままで九九表からはなれられない。（市の母子療育の保育士の記録，3：0）］という姿が記録されているが，おおむね適応しており，集団でのルールを覚え，社会化がすすんだ。プレイの場面では，［100まで数えてから移動する。（T，#56，3：6）］［「時計が4になったから4人でお歌」と繰り返し言いながら移動する。（T，#57，3：4）］など自分で数字を用いて気持ちを切り替える様子もみられるようになる。

　積極的に他者にかかわっていくようになり［他児の母に寄っていっては数字を言ってじっと顔を見つめている。／見知らぬ人にも「じゃがいも800円」「30分，40分」とかいって困りものです。（M，#40-41，3：0）］［家では普通の言葉が出るが，外では数字ばかり。／最近とくに目立つのは大人に数字で話しかけること。数字があいさつかわり?!（M，#41-42，3：1）］と，数字を仲

立ちに大人たちと交流する姿が観察され，対人的交流の手段として数字を用いながら，子ども同士でも簡単な会話ができるようになる。

その後，保育園では，多少の配慮は必要であるものの，加配保育士の関与は見守り程度で，おおよそ担任保育士の指示で動くことができ，集団生活に適応していった。

4 考　察

(1) 各期の考察
第1期
　来談当初のB君は，規則性のない，よくわからない「人」に囲まれた世界に置かれ，不安や恐怖に出会わないようにひっそりと小さくなっているといった様子であった。Thを見ることはほとんどなく，たとえThに促されて物やThの動作に目を向けたとしても，物や手元，操作に注目しており，Thの行為が終わると，あるいは一瞥するだけですぐに注意はそれた。やまだ（1987）によれば，「子どもが人に対して期待をし，見てまつことがなければ，行為者としての他者理解が伴わないやりとりである」ということであり，未だ，行為者としての他者理解が伴っていなかったと考えられる。すでに数字に興味をもち始めていたと考えられるが，それが外界へ向かうためには使われず，自己の一部―自閉対象―として機能している段階であったと考えられる。

第2期
　規則性のある，よくわかる「数字」を獲得すると同時に言語獲得期に入り，急速に名称理解が進むなど感覚的世界から対物世界へと入っていった時期であった。

　B君は，数字を見つける，眺める，触る，唱えるなど感覚刺激的に用い始めた。相互作用が成立しにくく，前言語的コミュニケーションの段階の自閉症児のコミュニケーション指導にとって，ゆさぶり遊びやくすぐり遊び，歌遊びなど他者との情動の共有をもたらす効果のある「情動的交流遊び」の重要性が示されてきている（三宅・伊藤，2002）。これは，「指導者との情動の共有が成立

していく過程で，指導者に対する子どもの信頼感が強くなり，要求を安心してだせるようになったり，指導者とのかかわりを期待することにより，やりとりも成立するようになる」（伊藤，2004）ためである。Th は数字をさまざまな方法で提示し B 君の注意をひこうと試みた。このような Th の行動は B 君の「〈見ること〉の対象となりうるような行動」（伊藤，1984）であり，行為者としての他者の発見をもたらすものであったといえる。また，B 君が数字を見つけては読むようになると，Th も一緒になって数字を読んだり，数字を見つけた喜びを表現したりした。このようなかかわりによって，数字の音や形から受ける心地よい感覚に対するポジティヴな情動が B 君と Th との間で共有され響き合い，「情動的交流遊び」となった。このようなかかわりによって，行為者としての Th に対する意識が強まり，Th への要求も芽生えていくことになったと考えられる。Th が数字を共有しようとすることによって，数字は B 君と Th をつなぐ媒介物となっていった。すなわち，数字を共有しようとする他者の存在によって，数字は自己や物に留まる自閉対象から，外界へと向かう移行対象へと質的変換を促されたと考えられる。

第 3 期

　序数を何度も確かめる遊びが行われた。Th は，一緒に序数を確認するようにかかわる一方で，数字ばかりにならないように，数字から導入された遊びに機能的な遊びや初歩的な見立て遊びといった一般的な遊び方を示していった。やがて，数字に対する認知や数字遊びが高度になっていくだけでなく，数字によって導入された遊びが後に数字を用いないより一般的な遊び方へと移行していく様子がみられた。このような経過から，移行対象としての数字は遊びを促進させる媒介物として用いられ，B 君の対物関係や象徴機能の発達を促したといえる。さらに，第 4 期では，一般的な遊びに数字を部分的に取り入れることで，単調な遊びがより豊かでまとまった遊びに発展していく様子がみられた。

　この時期，B 君の数字に対して，Th には，B 君の数字の世界を共有していくことが重要であると考える一方で，数字の存在が自閉性を強くしていくのではないかという恐れが湧いてきた。というのも，数字への興味の出現と同時期から，急速にできることが増えていき，自閉性が薄らいでいく中で，数字だけ

が逆にB君の自閉症としての輪郭をはっきりさせていくもののように思えたからである。ThがB君の数字に対する行動を否定的にとらえると，数字はB君とThとの間に立ちはだかる「防壁」に思え，すると，さらに数字はB君の内に向かう「自閉対象」として機能するように感じられた。第4期になり，Thが改めてB君の数字の大切さに気づくことによって，再び数字はB君とThを「つないでくれるもの」になっていったように思われる。Thが数字の「受け手」としていることで初めて，数字はB君とThを仲介する役割としての移行対象となることができる。そして，B君が「受け手」の存在を意識することによって，「受け手」に対して能動的に数字を投げかけることができるのである。Thに「受け手」となる余裕がなく，「受け手」が不在の状況では，数字はB君だけとの世界——すなわち自閉対象として——に留まらざるをえない。

第4期
　市の母子療育においておおむね適応的に社会的存在としてのルールの中での適応行動を身に付けていったり，積極的に他者に話しかけたりするなど，自己を環境にあわせ，社会的行動をひとつひとつ身につけていった時期である。一対一の対人関係から一対多数の社会的存在の世界へと歩んでいった時期といえる。数字はコミュニケーションを促進させる媒介物として移行対象的役割をし，プレイ場面でもThが改めてB君の数字の大切さに気づくことによって，再び数字はB君とThを「つなぐもの」になった。B君—Thの関係が安定していくとともに遊びも深まっていったという印象であった。一方，集団適応に耐えられなくなると自閉対象として数字が表れ，外界との間に壁をつくっているような場面もしばしば観察された。
　以上のように遊戯療法過程では，数字を共有しようとするThのかかわりによって，数字は自閉対象から移行対象へと質的変換を促され，心理的発達は感覚刺激的段階から対物，対人関係段階へと導かれるプロセスがみられた。

(2) 数字遊びの意味——B君にとって数字とは何か——
①規則性があるものによる安定の基盤
　精神発達の最初には，全てが混沌とした意味も図も地もない未分化な世界を

図と地に分けて行く作業が行われる。一般の赤ちゃんがそれを行う手がかりは，日々かかわっている大人であり，赤ちゃんは人との関係を通して周囲の世界を秩序化していく。しかし，自閉症児は，人との関係づくりそのものが遅れるため，人との関係を通して周囲の世界を秩序化していくことが難しい。自力で秩序付けていくので，その方法が自己流になる。この場合，周囲の世界を秩序化していくために基準となるものは，できるだけ安定したもの，なるべく動かない変わらないものがよい。人間は変化に満ちてファジーなので，人への能動的な関心，観察が必要となり，難しいからである。自閉症児にとって，「数字」は，かかわりにくい世界の中でクリアにはっきりとした「図」として浮かび上がってくるのであろう。そして，数字は，できるだけ安定したもの，なるべく動かない，変わらないもの，規則性をもっているものとして，物事を秩序づけていくために非常に便利である。

　ところで，数字は，「物の大きさ」と「順序」を表すことができる。このうち，B君が特に注目していたのは，順序・並びを表す方であり，序数である。序数を唱える，カードを並べる，足し算，カレンダーなど，いつも同じ順にならんでいる数字の列「序数」をいろいろな方法で何度も何度も繰り返し，確認した。クレヨンの出し入れも反復したが，ここでもいつも同じ順に並べていた。「何度出しても（壊しても）必ずこの順に並ぶ」ということを確認するように出しては並べ，並べては出し，安心していたのだろう。この確信は，「安定の基盤」（山中，1976）となる。山中（1976）は「自閉症児たちはものの持続性をすなおに信ずる自然な自明性を完全に喪失しているために，かつ，そのよりどころとなる自己が未成立なために，安定した基盤を欠き，不断に外界のうち状態が変わらないものにしがみつき，やっとのことでかりそめの〔自己の同一性〕を維持する」のであり，治療者はその「安定の基盤」を「守ってやる必要がある」と述べている。

　安定の基盤をよりどころとしてこの世を秩序づけていこうとすること，それが精神発達である。したがってB君の精神発達にとって，安定の基盤となる数字のもつ規則性は重要な意味をもってきていると考えられる。

②愛着対象として
　小林（2003）は「子どもたちは養育者との間に愛着関係を結び，そこでの基本的信頼感を獲得することによって，初めて社会的に広がりをもつ世界へと羽ばたいていくことが可能になる。もし愛着形成不全によって安全感のない心理状態にある場合には，周囲への警戒心が強まり，環境世界のごくわずかな変化にも強い不安を示し，普遍を求めるようになる」と述べ，自閉症児の変化を恐れる理由に愛着形成不全による安全感のない心理状態をあげている。また，村瀬（2006）は，「『自閉症児』が『カレンダー』に関心を寄せてきたのは，彼らが，社会の規則性をうまく把握できないところからくる『不安定さ』があったからである」と指摘している。このように考えれば，「不安定さ」に満ちた環境世界の中で変化しないもの，変化を予測できる規則的なものとの安定した関係は，心に安全感をもたらしてくれるものである。とすれば，B君にとって数字は，母親との愛着関係だけでは十分に得られない安全感の一部を補う役割をもってきたのではないかと考えられる。
　本来，人に対して本当の意味での深い愛着関係をもつことが困難なのが自閉症である。杉山（2000）が，「幼児期の段階の愛着ではまだ弱い愛着の段階であり，自閉症の子どもたちが母親との接近をするのは特に小学校中学年以降であり，ここで初めて強い愛着が形成されるようになる」と指摘するように，B君は，母親に対する愛着関係を形成してはいたが，数字はその弱さを補うような物として取り入れられたのでないだろうか。このことは，第2期で数字を取り入れるとすぐに母親からの分離の始まりと身近な人たちへの密着的接近という対人関係の積極的な拡大が起こったことと関連していると思われる。数字が母親との愛着の補足物として，あるいは代理物として機能することで，数字から得られる安定感が自己を支え，その結果，安全感が獲得され，身近な他者や環境へと関係を広げていくことができたのではないだろうか。その後，序数やカレンダー，足し算など数字に関する規則性を求め進むことで，さらなる安定の基盤・安全感を得ながら，徐々に外界へと自己を拡大していく過程をたどったのではないかと考えられる。
　以上のことから，B君にとって数字は精神発達を支える安定の基盤・安全感を得られるもの，すなわち，愛着対象といえる。

③移行対象―自閉対象的役割

　B君は，数字という愛着対象に支えられて外界へと自己を拡大するとともに，母親の不在に耐えたり，不安から身を守ったりするためなど，心を落ち着かせるためにも数字を用いている。幼児がこのように用いるものをウィニコットは「移行対象」（Winnicott, 1971/1979）としている。移行対象は，幼児が肌身離さず持ち歩き，それがないと著しい不安を示す毛布，人形や動物のぬいぐるみ，その他の無生物であり，外界のよき対象は有効に働いているのに，対象への内的な信頼が不安定であるとき，分離を促進する目的で使われる。また，"静穏剤（soother）"であり，外界へ広がっていける能動的な性質をもつものである（井原，1987, 1990; Spensley, 1995/2003; Winnicott, 1971/1979）。また，B君は，人や周囲の世界との関係を遮断するように，いわば強迫的に数字を用いているときもある。タスティンは，自閉症児がこのように固執するものを「自閉対象」（Tustin, 1972/2005）とし，移行対象と区別している。自閉対象は自己に実態としての存在感を与え，自己喪失の不安を消し去り，安心感を与え，自己の存在と継続を再保証するものである。自閉対象は未知の，予測できないものの全てを徹底的に排除し，対象に強迫的にかかわる行為によって，「自分でない not me」との世界から孤立するために用いられるものである（Spensley, 1995/2003）。移行対象と自閉対象の違いについて，タスティンは「移行対象が現実への掛け橋であるのに対して，自閉的対象は，現実への防壁であると結論づけている」（井原，1990）。また，井原（1990）は，移行対象と自閉対象についてかかわり方のパターンの3つの視点から違いを考察し，かかわり方のパターンにおいて〈対人的―自閉的〉という特徴を見出している。そして，執着物であることや不安を静め安心感を与えるという点では両者は類似しているが，移行対象と自閉的対象では，移行対象が「人と人とをつなぐ役割」をもつのに対して，自閉対象は「人と人とをさえぎる役割」を担っているとしている。

　B君にとって数字は，他者と生き生きとかかわるための「掛け橋」となる一方で，他者を入り込ませない，外界を遮断する「防壁」にもなる。前者が「掛け橋」「人と人とをつなぐ役割」となる「移行対象」とすれば，後者は，「防壁」「人と人とをさえぎる役割」となる「自閉対象」といえる。

(3) 自閉対象としての数字から移行対象としての数字へ

　B君は，数字を移行対象として対物，対人世界を拡大していくと同時に，自閉対象として世界を遮断し自己を守るためにも用いた。また，受け手側のとらえ方によっても数字が「移行対象」にも「自閉対象」にもなりうることが示された。B君の精神発達において，数字のもつ規則性の発見は，自己に安定をもたらし，この世の秩序を知る基準を与えたといえる。しかし，当然数字だけでは全般的な安定はあたえられない。B君が人との関係をはぐくんだり，物には名前があること，言葉をはじめとするさまざまなことを理解していったりするためには，人との関係にも支えられるようにならなければならなかった。周囲の大人の「本当は人との関係に支えられるようになって欲しい」という思いをもったかかわりの中で，数字の世界が大切にされることが必要であったといえる。すなわち，B君の精神発達には，数字のもつ規則性の発見と，その数字の世界を大事にしながらはぐくまれる人との関係が，重要な意味をもってきていると考えられる。

　B君の事例は，自閉症児の数字に対する強い関心が数字の世界を肯定的に共有しようとする他者の存在によって移行対象的役割を果たし，対人関係発達に影響を与えることを示唆している。数字の世界を肯定的，共感的に共有しようとする他者の存在によって，「自閉対象」としての「数字」を「移行対象」としての「数字」にしていくこと，すなわち，数字が「現実への防壁」「人と人とをさえぎる役割」としてではなく「現実への掛け橋」「人と人とをつなぐ役割」となるように支援することが重要であるといえる。

付記

　本章は，古市（2005，2008）を部分的に取り入れ，加筆・修正を施したものである。

第4章

事例3　母子の外の世界への不安
―癲癇で母親を二人の世界に閉じこめたC君―

■1　問題と目的

　自閉症児の母子分離には，両極端な困難さが見られる。ひとつには，分離に対する反応の薄さであり，もう一方は，分離に対する恐怖体験の強さである。自閉症に限らず，分離不安は，最初に「ない状態」から始まり「ある状態」を経て，また「ない状態」へと発達的に移行するが，自閉症児は，まず「ない状態」が長く続く。この「ない状態」から「ある状態」まで進むことにも困難を伴うが，「ある状態」の段階にいる自閉症児の母子分離は，恐怖体験とでもいうべき状態を見せるほどに強烈なことがある。山上（2003c）によれば，自閉症児は人生の最早期から根源的不安に曝され，それを乗り越えて二者関係が成立した後にも，さらに二者関係から三者関係へと関係が広がる過程において「心の屋台骨が傾くような，構造的な側面での揺れをもたらすような」危機をたどるという。

　自閉症児の場合，「健常児にみられるような，アタッチメント対象との二者関係を共同世界への窓口として，意気揚々と探索に没頭し，『世界との浮気』（Mahler, M. et al., 1975）を楽しむような開放性を実現できない」（山上，2003c）。山上（2003b）は，自閉症児がこのような母子の状態に陥ることについて，次のように述べている。

　　自閉的な孤立を破って二者関係が育っていくとき，この二者関係が自閉的な閉塞的二者関係に陥って動きがとれなくなることがよくある。二者関係

は，共同世界への窓口としての意味を担っているのであって，二者関係が成立すれば，発達が自動的に展開していくのではない。守りとしての養育的二者関係が同時にはまりこみ型の閉塞状態に陥る危険性をはらんでおり，また閉塞的な二者関係は外界とのかかわりの限局性とかかわる。二者関係の成立そのものが重要なのではなく，"二者関係が共同世界に開かれること"こそが重要である。

本章では，「激しい癇癪」や「母親に過度に密着する」といった行動がみられたアスペルガー男児（2歳5か月）の事例を検討する。これらの行動の背景には「母子の外の世界への不安」が推察される。本事例が「母子の外の世界への不安」を乗り越えていく過程において，遊戯療法で展開された遊びや関係性，発達的変容について明らかにする。

2　事例の概要

クライエント：C君　インテイク時　2歳5か月

(1) 生育歴
主訴（相談申し込み票のとおり）
　どう接していけばいいのか。次の妊娠について。これからどうなっちゃうのかな。慣れない人にフレンドリーでない。
来談経緯
　市の療育施設に通う他クライエントの紹介
家族
　父（30代前半，会社員，短気，子どもと遊ぶのが得意ではない），母（20代後半，主婦），母方祖父（60代，子ども好き），母方祖母（50代，会社員，まじめだが，人間関係が得意でない），母方祖父母は別棟に住んでいる。
生育歴・現象歴
　在胎37週。安産。首のすわり3か月。人見知りは10か月のとき，おんぶをしていて近所の人が近寄ってきたら，顔ごとプイと横を向いた。1歳前後のと

き，視線が合いにくいと指摘されたことがあったが，知らない人なので顔を背けただけかもしれない。始歩15か月。初語1歳5か月。1歳半健診で「あけて，まんま，わんわん」の3語しか発語がないこと，指さしが出ていなかったことを指摘され，1歳7か月から市の母子療育を受けている。指差しは1歳8か月ごろできるようになった。1歳半健診の後，プールに通わせようとしたが，水着を着せようとすると泣いていやがったので3回でやめた。今年の1月～3月は，母親の体調不良もあり，療育へもあまり通っていない。X年5月（2歳3か月）に療育施設でアスペルガー症候群と診断されたが，納得がいかなかった。母親の姪（C君より1つ年上）も似たような性格で普通に保育園に通っているのでそんなものだと思っていた。X年7月（2歳5か月）に再度診察を受けたが，診断は変わらなかった。

　市の母子療育では，自由遊び場面はよいが，設定保育場面になると，「あっち行く」と言って聞き分けが悪くなる。気に入らないことがあると，ワーっとなって物を壊してしまう。いろいろ誘っても，やる気がないとまったくやらない。頑固。外に遊びに行くのが好き。家では，プラレールやブロック（「ロケット」を作ったりする）で遊んでいる。2週間前，母親が調子を崩して一日寝込んでしまい，祖父に預けて以来，母親にべったりで祖父にもなつかなくなったが，ここ数日は少し改善されてきた。家族のうちで本児が好きな順は，母親，祖父，父親，祖母の順。

臨床像・見立て

　まだ赤ちゃんらしさを残したまん丸とした顔と体型。視線が上がらず，周囲を見ない。過度に周囲を怖がり，泣き叫んではねのける。気に入らないことがあると瞬時に激しい癇癪を起こす。過敏で癇癪が酷く，とても育てにくい子といった印象である。母親にべったりで，母親を振り回し支配しているように感じられる。母親とは言葉を交えたやりとりが成立している。言葉や遊びの内容から遅れは顕著ではなく，アスペルガーと診断するには時期尚早であるような印象を受ける。癇癪の激しさと視線があがらず顔を見ないことが目立つ。

　母親からは，根気よく献身的な育児をしてこられた様子が伝わってくる。しかし，どこかしっくりこない母子という印象を受ける。母親は子育てに疲れている上，納得のいかない診断が告知されたばかりのためか，抑うつ的，防衛的

である。

(2) 面接構造

週1回50分間の遊戯療法。可能な限り週1回の母親面接。同室内に子ども担当の筆者（以下，Th），母親担当者（以下，Co）が入り，遊戯療法と母親面接を行う。Coの都合で母親面接が行われない日は，母親も遊戯療法に参加してもらう。

#26以降は，基本的にC君，母親，Thの3者による遊戯療法，隔週，Coは不定期に10分程度出席という構造に変更した。#1～24は，主に中プレイルームと小プレイルーム2，#25～は主に大プレイルームを使用した。

■ 3　遊戯療法の経過

X年7月～X＋2年3月（2歳5か月～4歳0か月）までの全35回を対象とし，C君と母親，C君とThとの関係の変化により5期に分けて報告する。
「　」はC君，〈　〉はTh，『　』は母親（以下，Mo）の言葉を表す。

第1期　激しい癇癪，「良い母親」との世界での安住　#1～#6（2歳5か月～2歳7か月）

#1　インテイク　約束の時間よりずいぶん前から廊下で子どもが大声で泣き叫んでいる。Thが廊下に出ると，まだ赤ちゃんらしさを残した真ん丸とした男の子が母親の背中で大泣きしている。時間より早いがすごく泣いているので放っておけず，ThはMoに声をかける。MoはC君に話しかけることを優先し，Thの方を見ない。

約束の時刻となりCoが来て挨拶をするが，C君の大きな泣き声で打ち消され，ろくに出会いの挨拶もできないまま，プレイルーム（小プレイルーム1）に案内することになる。C君はプレイルームに入っても「あっち！」「帰るー！」と叫びながら大泣きしている。MoはC君の声に負けない大きな声で，説得し，説明するといったように話しかけている。その様子からしっかりC君

にかかわろうとしているのがわかる。しかし，Th には，その光景が泣く子をなだめる母子の自然な光景として映らない。どこか違和感がある。'よしよし' 'わかったわかった' とか '大丈夫大丈夫' といった，あやしがないからだろう。Co や Th も C 君に声をかけてみたり，そっとしておいたりするが泣き止まない。

とにかく泣き止まない。Mo は，Co や Th らが話しかけても気のない返事を短くして，すぐに C 君にしっかりと話しかける。Mo に一度外に出て C 君の気分を変えてみてはどうかと提案する。Mo はおんぶしたまま，とぼとぼと外に出て行かれる。外に出ると泣き止んでいるのが見えたが，玄関に入ったとたんにまた大泣きに戻る。玄関を通らず掃き出し窓から直接入れる中プレイルームに変更する。しばらく外からプレイルームの中を眺め，おもちゃに目がいき泣き止んでから，やっとのことで入室できた。

中プレイルームに入ると，すぐにおもちゃで遊び始める。C 君は Mo におもちゃを差し出し，「これ　何だろー？」と聞いたりしている。Mo が相手をする。ここでも Mo の C 君への話し方がきっちりしすぎていると感じる。しっかり話しかけよう，ちゃんと説明しなければ，というように無理しているようにみえる。

Th や Co が C 君に近づくと，瞬時に癇癪を起こす。何度か近づいてみるが，すぐに「あっち！（あっちに行って）」と言われてしまい，近寄らせてもらえない。Mo は申込書の記入にかなり長くかかっており，なかなか面接が始められない。Mo のそばでひとりで遊ぶ C 君，申込書を長時間書く Mo，取り残された Th と Co。プレイルームは重苦しい空気になる。Mo は本題に入ることを怖がっているように思えた。

随分時間がたってしまってから，プレイルーム内で Mo と Co の面接が始まる。C 君は Mo におもちゃを持ってきて見せたり，Mo をつれて移動したりする。ようやく Th が C 君の近くにいることができるようになると，Th の渡すものが気に入れば受け取ることもあった。

プレイルームに不安と緊張の空気が充満したまま終了。Th は，重い気持ちのまま見送るが，C 君は一度見えなくなってから戻ってきて，すごい笑顔でふりむいて手をふった。Mo とやりとりをしている様子や遊びの内容から判断す

ると，自閉傾向や知的な遅れは顕著ではない。しかし，そのわりにはかかわれないという印象である。

#2 （Co は休み）泣かずに来所。周りをじっくり見て警戒しているが，Th には目を向けない。先回の重苦しい空気に加えて Co が休みということで，Th はかなり緊張して迎えるが，Mo は Co がいないことでとてもリラックスされている。『あのさあ，アスペルガーってさあ』と Th にいろいろと「アスペルガー」について素朴に聞かれる。C 君は物をとりたいとか移動したいと Mo に要求するだけでなく，時々，ただ甘えて「かーしゃん（母さん）」とくっつきにくることもある。Th に対しては，〈ちょうだい〉と言うとくれたり，Th の渡すおもちゃが気に入れば受け取ったり，「開けて」などと要求することがある。しかし，Th が C 君の遊んでいるおもちゃに触ったり，C 君が Mo に「あれ（取って）」と言ったものを，Th の方が近いからといって Th が取ってあげようと手を伸ばしたりすると，瞬時に遠くを指差し「あっち！（あっち行けー）」「ちゃんこ！（向こうで座ってろー）」と激しく怒る。

#4 他児におもちゃを取られてしまい，床に伏せて足をバタバタさせて怒る。おもちゃはすぐに返してもらえたが，なかなか機嫌はおさまらず，おもちゃを何度も投げる。

#5 「バス（で遊ぶ）」と言いながら，ニコニコ顔で来所。時々 Mo に要求しながら機嫌よく遊ぶ。Th が近づいたり，話しかけたり，おもちゃを差し出した程度では怒らないで，気に入ったことは取り入れる。しかし，Th が C 君のおもちゃに触ると，「あっち！」「ちゃんこ！」と怒る。思いどおりにならないと些細なことで，瞬時におもちゃを投げる。それを Mo が注意すると，Mo にも「あっち行く！（あっち行って）」「ちゃんこ！（座ってろー）」と足をばたばたさせて泣いて怒る。終了を告げるとおもちゃを投げて暴れる。Mo は優しい口調で諭す。Th が〈終わるの嫌だねー〉と C 君の気持ちを代弁していると，Mo も同じように C 君の気持ちを代弁される。

#6 ニコニコで来所。Mo に Th へのあいさつを促されると，目を見てしたような気がする。

プレイルームに入るとさっそく「あれ」と取ってほしいものを指す。Mo よりも Th の方が近いので取ってあげようとすると，瞬時に癇癪を起こす。「か

ーちゃん！（がやるの！）」と泣いて怒る。Coが来て挨拶するが，気づかないのか，見ない。そこでCoがC君に近づくと，咄嗟にダーッと逃げ，遠くからCoを見る。MoがCoと面接している間はThの近くで遊んだ。

「あっち」と掃き出し窓から見える小プレイルーム2へとMoを誘う。移動の途中には外プールがあり，そこで立ち止まった。Thが水を出すと嬉しそうに触りにくる。CoとMoもプールサイドに腰を下ろして話し始める。C君は水を触ってニコニコしている。Thが容器を持ってきてC君に渡す。するとそれに水をためてニコニコ。Thも今日はニコニコになる。Moのいるところまでゆっくりこぼれないように持って行ったり，容器から容器に水を移し替えたり，Thが〈ちょうだい〉と言うと，Thの容器に水を入れてくれたりする。Thが容器に砂を入れて〈コーヒーだよ〉と言って渡すとニコニコ。それを反対側のプールサイドまで持っていって，容器に移し替えたり，ジャーっと流したりして空にすると，また容器を持ってニコニコしながらタカタカと走って戻ってくる。そして「すな　くらさい」「みず　くらさい」とThに容器を差し出す。そしてまた，ゆっくりMoのところへ運んで空っぽにしてThのところにくることを繰り返す。たまにMoの横に座ってしばらく遊ぶこともあった。Thは，Moのところからこちらへ向かってくるC君を待つ。笑顔で迎えて〈はいどうぞ〉と言いながら水を入れて頭をなで，Moの方へと送り出すことを繰り返した。

帰りは少しぐずったものの比較的スムーズだった。

第2期　母親を二人の世界に閉じ込めThを追い出す　#7〜#17（2歳8か月〜3歳0か月）

#7　寝起き。「あっち行く」とMoを連れて歩くのみ。何をやっても気に入らない様子。前半は泣いたり，怒ったり，プレイルームを移動したりしただけで遊べず，Mo面接もほとんどできなかった。

　もう機嫌が直ったかなというところでThやCoが何かしようとすると「かーしゃん！」と言って怒って振り出しにもどる。C君の機嫌がおさまるには，ThとCoは何もせず，MoとC君の二人を静かに見ているしかない。Thが動

いただけでも瞬時に物を投げて，足をバタバタさせて「あっち行くー！」とあっちに行けと言う。Mo と二人にしておくと，機嫌よく，ニコニコと Mo に話しかけながら遊ぶ。ガソリンスタンドでガソリンを入れたり洗車機に車を入れたり，シルバニアファミリーのベッドに「いっしょ　ねる」と言ってベッドに人形を寝かせたり，ドアから人形を出入りさせたりしている。Mo のすることを楽しそうに見てその後 C 君も同じようにする。「かーちゃん，見てこれ。これなんだろ？」などと言いながら遊んでいる。最後の方は，時々声をかけても怒らなくなったが，おもちゃに手を出すと怒ってしまう。

　終了を告げると一瞬怒ったもののすぐに機嫌を直し，Mo に「エンジン」，「帰ろう」というようなことを言う。Th にバイバイして帰る。

#8　寝起き。最初は機嫌が悪く，Mo に抱きついたまま遊ばなかったが，後半になると遊びだした。相変わらず Th や Co が手を出すと「かーちゃん！」とバタバタして Mo でないとダメだと言う。こちらからはたらきかけないと何のかかわりも生まれないということもあり，タイミングをみながらそっとおもちゃに触れてみたり話しかけてみたりするが，Th らが手や口を出すと，一瞬にしてひっくり返って怒るので，「ごめんごめん，母さんだね」と引っ込める。

　Th は，こちらからかかわるのを止めて，Mo と C 君の遊びを見るしかできない状態になる。C 君は，あっち（あっち行きたい）」「これとってー」「これなんだろー」「かーちゃん見てー」「あー！○○あるー」など，Mo によく話しかけながら遊んでいる。Th は基本的に C 君とは離れた場所で C 君の気をひくようなおもちゃをひろげてみたりするが，それだけでも気に障ることがほとんどで，何もできない。そのような中，Th が工事現場のおもちゃをうまく組み立てていると「せんせいすごーい」といったのには驚いた。また，最後の最後には Th がおもちゃを渡すと受け取ってくれた。

　今日も何回か怒って物を投げた。終了時には大きなおもちゃを投げてバタバタと怒る。毎回，丁寧に機嫌を直そうとする Mo に最初のころに感じた不自然さは感じられなくなっている。

#9　（Co は休み）寝起きらしいが機嫌よく，ニコニコしている。
　今日は，Mo が『先生にも車あげて』と言うと，Th にくれたり，Th が手伝っても怒らなかったりと，「かーちゃんかーちゃん」でありながらも，Th に

対してすぐに'あっちいけー'というかんじではなかった。MoがThとの話に夢中になると，Moに「これなんだろー」とか「かーちゃん」と言って自分のところへひきもどす場面が何回もある。終了はちょっとねばったり，おもちゃを叩いたりしたが，比較的スムーズだった。自分できりをつけたようにニコニコと帰っていった。

　MoはC君に優しく，じっくりと，つきあっている。C君が癇癪をおこしたときも，代弁したり，妥協案を出したりして，根気がいい。C君もギャーっとなってから立ち直る時間が短くなっているように思う。

#10　（Coは休み）寝起きらしいが機嫌よく，ニコニコしている。

　「かーちゃん，これ見てー」などと言いながらMoのそばで遊ぶ。「なんか見たいー」と言ってだっこをせがむ。Moと離れた場所で遊ぶこともある。ThはC君の近くにいて多少は手が出せるが，なんでも「かーちゃん」にしてもらいたがる。

　今日は，他児を見てニコニコと興味ありそうにする場面がみられた。手をふって帰る。

　Moは，二人目の妊娠について，『この子が診断をもらうまでのときの気持ちを考えたらできない』『療育のお母さんたち，よく二人目生めるなと思って』という気持ちを語られた。

#12　機嫌はよい。いつものように「かーちゃん！」と言うこともあるが，Thのそばで時々Thの手伝いを受けながら遊んだ。ニコニコしていて，Coの'いないいないばー'にも笑った。鏡を見てニコニコして鏡に近づいていき，'おもしろいね'という様子で振り返ってニコッとMoを見る。今まで興味を示さなかった遊具もやってみている。あたり全体を見回すようなかんじで歩き，リラックスしているようだった。言葉もよく出ていた。

#13　Thを見つけると「きたー」と足をパタパタしながらはしゃぐ。「きたー」と小走りでプレイルームへMoを誘導する。機嫌がよい様子。プレイルームでは，Thが手を出すと，「かーちゃん！」と怒ってMoにしてもらいたがる。

　終了は渋って，ひっくり返って泣く。Moはひっくり返ったC君を上から眺め，ほんとにもう疲れたというような表情をみせる。しかし一呼吸置くとまた，

落ち着いてまた穏やかに声をかける。

　帰りは Th に「あっちいくー！（あっち行け）」「まだおわらないー！」と怒る。しかし，ドアを出ると笑ってバイバイをする。

#14　父親も来所。Th が顔を覗かせると，とても嬉しそうに足をパタパタさせ，プレイルームへ向かう。シルバニアファミリーでは，いつもはドアをノックして入ったり，ネンネさせたりするだけだったと思うが，今日は，Mo のもっている人形と C 君の持つ人形が会話しながら遊びが展開していた。Th にまったく近寄らせない。C 君は Mo と会話しながら楽しそうに遊び，父親が Co と話している。

　Mo と遊んでいて何か気に入らないことがあると，Th にまったく関係ないことでも瞬時に Th に向かって「あっち！（あっち行けー）」と怒る。おもちゃをグチャグチャーとし，ひっくり返る。家でも Mo しか受け付けないとのことで，父親は何もしてやれないと話された。

　C 君が箱庭の砂を触りに来る。Th はその近くにいたので，機嫌を損ねるのを覚悟で指のあいだからサラサラーと砂を落としてみると，喜んで見た。もう一度やっても喜んでいる。「もう一回やって」と言ったのには驚いた。その後，Mo と遊んでは何度か箱庭にもどってきて，Th がそうするのを期待して見た。ただ，手元しか見ておらず Th の顔を見ない。

#15　ご機嫌。ままごとでは，Mo に料理をしてあげている。「にえた」「やけた」「これたべる」など上手に Mo を相手に料理ごっこをしている。Th が砂をさらさらと見せると，やってきて，手を出してそこに砂をかけてくれという風にした。また，〈これ母さんにあげたら？〉とおもちゃを見せると受け取った。

　一瞬で物にあたり，Th や Co に「あっちいくー！（あっち行け）」と言うので，ほとんどかかわれない状況が続く。終了は荒れて，Th に何度も「あっちいくー！（あっち行け）」と怒る。しかし，帰りは Th に向かって笑顔でバイバイする。

#16　機嫌が悪い。今日はとくに「かーちゃん」「かーちゃん」とひどかった。Mo が Co と話すと「いやだ！」「うるさーい！」と怒る。後半は眠いのか，あくびをしたり，ぽーっとしたりしている。Mo と離れたところでひとりでアン

パンマンモールで遊んでいる。手出しするとまた怒らせてしまうので大人3人は静かに話をしながらC君を見ていることしかできない。ぼーっとしたあと，「おうちかえる」と言い出す。帰りも「だっこだっこ」でMoは大変そうだった。

　Thは，Moが必ずC君のだっこやおんぶの要求に答えているようにみえることが気になる。C君はすぐにだっこやおんぶを要求するので，それに全部応えるのは無理があるのだが，断るとまた癇癪をおこし，かえって疲れるからかもしれない。あるいはだっこやおんぶの要求は断るべきではないと思っているのかもしれない。

#17　寝ながらだっこで来所。いつもに増してMoの顔が浮かない。疲れ切っている。

　今日は「かーちゃんかーちゃん」と，特にひどい。Thはなんとかこの状況を変えたいと思い，意を決し，Thも遊びに加えてくれとC君に近づいた。もちろん，C君は怒る。いつもはすぐに引き下がっていたが，今日は食い下がってみようと思う。C君がいつもどおり，「あっち！」と怒っても，〈わたしにもさせてよー〉と食い下がってみる。しかしそのせいでひどい癇癪を起こし，とうとう「帰る！」と言い出してしまった。大人たちであれこれとなだめるも，一向に機嫌は戻らない。

　プレイルームに重い空気が充満し，癇癪声が響くなか，Moが突然，『こんな子いますか?!』と，プツッと何かがキレたように声を出される。『もう嫌』『もっと楽しみたい』『子どもはもうこりごり』と静かに言われる。『家でも最近は私が壊れてしまう』『二人で壊れるので父親はまいってる』『もう限界』と。『いっそのこと預けてしまったほうがいいのかと父親と話してたが，どうか』と言われる。市の母子療育でも2か月に一回母子分離の時間が50分あるが，ずっと泣いているとのこと。家でもどこでもMoでないとダメで「だっこだっこ」もひどい。Moの訴えを聞きながら，ThはMoの『もう限界』という気持ちは当然だと思えた。

　MoがC君のために十分にしてきたことをCoらは見てきたこと，離れることに罪悪感を持たなくてもよいこと，ここで離れてみることもよい展開がみられるかもしれないことなどが話し合われ，来週から少し離れる時間をもってみ

ようということになった。

第3期　母子分離のこころみ　#18〜#19（3歳0か月）

#18 （Coは休み）だっこで来所。今日は分離を試みるということで，Thは意気込んではりきって出迎える。Moもきっと同じような気持ちで来られると思っていたが，見るからに足取りが重く，表情も浮かない。

　Thは分離に戸惑うMoを感じていながら，ここでC君が泣くとまたMoの決心が揺らぎ，離れられず元にもどってしまう，それでは何も変わらないという思いから，Moの不安に触れることができず，Moの不安に気づかないように振る舞う。Thは30分ぐらい離れてみて様子を見るのもいいのではないか，きっと大丈夫という気持ちだった。Thには，MoとC君が離れてみる体験を用意し，その大変な時間を引き受ける役割があると考えていた。

　ThからMoに，最初の30分ほど分離して後半は一緒に遊んではどうかと提案する。Moは，何ともいえない表情で聞いている。Moは返事をしないままC君とトイレへ行って帰ってくる。Moが複雑な気持ちを抱えていることが感じられたが，大丈夫，がんばって乗り切ろう，というThの気持ちを伝える。Thはプレイルームに入ったところで，〈Moは買い物にいってくるよ〉とC君に言うが反応はない。Moも同じように言う。C君はまさかそういうことになるとは思っていないのだろう，遊びに夢中で返事がない。何度か言うが，遊び続けている。Moもなかなか離れられない。Thは〈大丈夫だから〉〈任せて〉とMoの背中を押す。Moには半ば強引にプレイルームを出て行ってもらうことになった。

　Moがいないことに気づくと，すぐに大泣きする。Thがだっこをしてみると，ちょこんと腕に座った。Thにだっこされたまま「かあちゃんとこ行くよー」と大泣き。「あっち」と玄関までThを誘導する。「かあちゃんとこ行くよー」と何度も言いながら泣くものの，玄関から外を見ながらあやしていると，5分ほどでだんだんと落ち着いてくる。しかし，プレイルームへ戻ろうとすると大泣きして抵抗する。床に寝そべって泣く。鼻水をふいてあげようとすると「かーちゃんがやる！」と怒る。Thは外に散歩に出ることにする。30分ほど

だっこで散歩をする。「かあちゃんとこ行くよ」と何度も言う。〈かーちゃんとこ行きたいね〉〈買い物行ってるからね〉〈必ず帰って来るから Th と待ってようね〉と声をかける。〈どっち行く？〉と聞くと「かーちゃんとこ行くよー」と言いながら行きたい方を指さす。Th は C 君の行きたい方を聞いてそのとおりに進んでいく。Th が〈ほらこれ見て〉と他のものに注意を向けようとするが，ちらっと見て「かあちゃんとこ行くよー！」と繰り返す。しかし，時間がたつと「かあちゃんとこ行くよー」の声は小さくなっていき，Th が指さすものを見るようになった。やがて，C 君の方から「ほら見てひこーき」と飛行機を指差す姿もみられた。

　30 分後，Th から Mo に電話をし，先にプレイルームに戻ってきておいてもらう。Th と C 君がプレイルームに戻ると，Mo は何ともいえない表情で立っていた。来所したときと同じような表情である。うしろめたいような，悪いことをしたのに謝れないときのような表情だった。C 君は Mo を見つけると Th の腕からおりて駆け寄り，すぐにおもちゃを出して「かーちゃん，これー」と遊びだす。嬉しそうな顔をしてちょこちょこと走りまわっている。再会の瞬間は案外あっけなかったが，遊びながら「泣けちゃった」「かーちゃん買い物いっとった？」などと，笑顔で言っている。時々分離の時間のことを Mo に話しかけ，あれもこれもと焦るように「かーちゃんみてー」と遊んだ。

　Mo は C 君にご褒美のおかしを買ってきていた。今日は早く来て，車で 2 時間寝かせたとのことだった。

#19　大泣きで来所。Th を見ると「おうちかえるよー！」と叫ぶ。案の定，先週の分離が嫌だったようだ。Th としては予想していたことなので，予定どおりに今日も分離しようとすると，Mo がためらう。Mo は玄関から足を進めず，『来月から預けることにしたので』と切り出す。聞くと，『来月から託児所に預けることに夫と相談した結果決めた』，だから『分離はそこでするからここでは一緒でいい』と言われる。

　予定を変更して 4 人でプレイルームに入る。Th は，この展開に動揺していた。C 君がやっと泣き止んだこともあり，何もできないでいた。また元にもどってしまったように思えた。しかし，次のことが起こった。C 君が「かーちゃんこれなんだろー」と Mo におもちゃを見せにいくと，Mo が『なんだろう。

お姉さんに聞いてごらん』と思いきったことを言った。これまでならもちろん聞きにこないか，その発言に癇癪を起こす可能性が大きい。Th はせっかく機嫌が直ったところなのに……と思ったところへ，B君がテケテケーと Th の前に来て「これなんだろー」と聞いたのだった。Th は驚きを隠しながら〈これは，○○だよ〉と答えると，C君は元のところに戻っていった。この様子を大人たちは，息を呑んで見守った。C君が遊びに戻ったところで，Mo は Th と目を合わせ，『行かないかと思った』と，そっと言った。

　Mo によれば，これまで母子で通っていた託児所があるとのこと。3年保育なら再来月は入園の月にあたる。市の母子療育の日数が減ることもあり，年少年齢では託児所と母子療育を並行して通うことに決めたとのことであった。

第4期　母子二人の世界から外の世界へ　#20〜#35（3歳1か月〜4歳0か月）

#20　ご機嫌。Th を見るとC君から寄ってくる。今日は託児所第一日目。案外泣かずに過ごせたとのことで，母子ともに明るい表情。Mo は『母に余裕がある』と笑顔である。
　遊びが始まると，C君自ら Th のところにやってきて，「これなんだろー」と聞いてきたのには驚いた。Th が遊びに手を出すと「かーちゃんがやる」と言うものの，言い方が穏やかである。今日は，始終穏やかだった。Mo は，『診断は遅ければ遅いほどいい。もっと遅くに知ればよかった。一生懸命子育てやってきたのに診断されてプチンと切れた』と言われる。
#21　（Co は休み）ご機嫌。あいかわらず「かーちゃんがやる」と言うが，Mo が『お姉さんに聞いておいで』と言うと，あっさり「これなんだろ？」と聞きにくる。
#22　ご機嫌。遊びがうまくいかないときや Th が手を出すと怒ることはあるが，以前のようにすぐに物を投げたり，ひっくり返ったり，叩いたり，癇癪を起こしたりはしない。Mo から離れて遊んでいる姿も見られる。Mo も託児所に預けるようになって楽になったようだ。C君の成長を Mo に伝えると『そういえば，ひっくり返ったりしなくなったなあ』と嬉しそうな表情をされる。

#23 Moとプラレール。一度，思いどおりにならず，あっという間におもちゃを投げてしまった。C君も，投げた後で投げたことに気づいたというような表情をしたのが印象的であった。Moに促されて「ごめんね」とMoに言った。

#24 新年度に入り，Coがこの時間の都合がつかないことを機に今後の構造について話し合われ，この時間は，C君とThの遊戯療法にMoが参加することを基本とし，別時間帯に月1回の母親面接が開始されることになった。また，Moの申し出により，託児所に行っているので2週間に1度に変更することとなった。Coは不定期に10分程度参加する。

今日のC君は，MoとThが思わず顔を見合わせて笑ってしまうほど機嫌がよい。C君自らThにペンを持ってくる。Thは，はりきって〈何描こうかなー〉と言うと，Moが『キャップ開けて欲しいだけだと思う』とクスっと笑われる。そのとおりで，Thがキャップを開けると優しい口調で「あっちいくー（もうあっち行っていいよ）」とニコニコと言われてしまう。ThとMoの間で笑いがおきる。子どものかわいくておかしな行動を見ながら大人が笑い合う，こういう空気がこれまでにC君の周りには流れなかった。今日は，あまりに機嫌がよいので，Thも遊びに手を出してみるが怒らない。終了は「いやー」と言うので，Moが『じゃあ，かあちゃん片付けるから，これでお姉さんとやっとって』と言うと，その間Thとプラレールができた。

#25 おもらしをする。Moが車に着替えを取りにいくことになるが，C君がついていくとなれば，けっこう時間がかかりそうだ。ThはC君に〈Thと待ってよう〉と聞いてみる。Moには〈Thは泣かれても平気だから〉と伝える。Moも『待っててくれる？』と言うものの，C君の返事を待たずに『まあ，連れて行きます』と連れて行く。

遊びが広がればと，大プレイルームを案内すると，気に入る。

#26 「おおきいおへや」と大プレイルームを選ぶ。Thが遊びに加わっても怒らない。C君が裏庭に行きたいというので，Moが玄関まで靴を取りに行かなければならなくなった。C君を連れていくと時間がかかるので，Moだけで取りにいった方がよいということになる。Moは覚悟を決めたように『かーちゃん，靴とってくるから待っててくれる？』と言うが，言い終わるか終わらないうちに，C君は「待ってる」と返す。ThとMoは拍子抜け。聞き間違えかと

思う。しかし，もう一度聞いても「待ってる」と言うので間違いない。Th とプレイルームで Mo の帰りを待っている間，C 君はふざけてドアにはさまれる格好をして，'見て' という風にニコニコと Th を見るのだった。

#27　Mo は『こういうところはちゃんとつなげておかないと落ちると大変（C 君が癇癪を起こす）』と笑いながらプラレールの陸橋を組み立てている。しかしその陸橋が崩れても「おちちゃったー」と言って怒らない。今日は，一度も怒らなかった。久々に Co が来て C 君が穏やかに遊んでいるのを見て感想を言う。Mo は『そういえばそんな気もする』と少し嬉しそうな表情をされる。

#28　父親も来所。始終機嫌がよい。Mo と Th が話していると，離れたところで，他児のいるままごとハウスに入って，父親と遊ぶ。Mo や Th の助けがあれば，他児に「これがいい」と言っておもちゃを貸してもらったり，「ありがとう」と言ったりもする。父親は『この前来たときは Mo べったりだったけど』と成長を実感される。何度か父親や Th の肩を後ろからポンポンと叩きにくる。Th が振り向くと，ニコッと笑う。

#29　他児に遊びを邪魔され，久々に癇癪を起こす。Mo がなだめるも，なかなか気分が戻らない。とうとう Mo も怒ってしまい，片づけ始める。今日は，どちらも怒って当然という場面だった。Th が C 君をなだめる。以前ならそれがさらに癇癪をあおることになったが，Th にも泣き止ませることができた。Mo も C 君の癇癪に支配されることなく，感情を出している。今度は，Mo の方の気分が戻らない。C 君が「ごめんねごめんね」と Mo に抱きつく。

　帰りは久しぶりに「だっこ」「靴をはかない」などと言って，Mo を困らせる。Mo は『この妥協がいけないんだろうね』と苦笑いしながら，靴をはかせてあげ，だっこし，いつもの Mo に戻る。そして『母子療育の保育士には，わがままきかずにもっと自分でさせろと言われ，母子療育を見にきた託児所の先生からは，Mo といるときは一緒にやりたくなってあたりまえなのに，Mo がひとりでさせようとしすぎていると言われたし』と笑いながら言われる。その表情に，以前にはなかった自信が感じられる。

#31　おもらしをする。Mo が手を洗いに行く間，C 君は自ら「待ってる」と言う。Mo がいない間，Th と話をしながら，遊んで待っていられた。

Moから妊娠の連絡がある。つわりがひどいため，しばらく休み。

#32　5か月ぶり。父親も来所。ニコニコと歩いてくる。〈もう，だっこーって言わないの？〉『言うけど，しんどいとか言って断る』と笑う。託児所にはおじいちゃんがつれていってくれる。朝ごはんにおにぎりをおばあちゃんが作ってくれて，それを持って行き，6時ごろまで過ごすという。

#33　『かーちゃんトイレ行くで，ここで待ってて』と言うと，C君は即座に「いいよ」と言う。〈すごいねー，待ってられるよねー〉というとC君はそれを聞いてニコニコしている。〈すごいね待てるね〉『そういえばこんなのひとりで行けなかったなー』と笑う。

#34　Moが『トイレ行ってくるから待ってて』というと，「待てない」とC君はトイレの前までついて行く。しかし「やっぱり待ってる」と自分から離れて下駄箱の前で座る。そして「だっこで帰る」と言っていたが，靴をはくとひとりで駆けて行った。

#35　出産のため，次の来所は落ちついてからの予定。来月，保育園入園（2年保育）。

　保育園で問題がなければここも終了してもいいのではという提案をする。『そうだね。そろそろ卒業してもいいかもしれんなあ』と自分自身に言い聞かせるように繰り返される。〈終了するにしても夏ごろ一度来所ということだけ決めようか〉と聞くと，『日も決めて帰ります。次の問題（下の子）が待ってるので』と冗談っぽく言われる。Moの中でC君のことは一段落したのだと感じた。

#36　保育園の夏休み，Moは二人の子どもを連れてこられた。C君は久しぶりのプレイを楽しみにしていたとのことで，終始ご機嫌でThとプラレールで遊んだ。弟を可愛がる様子もみせていた。とりたてて問題はなくなったことが確認され，終結となった。

　10月，Moから次のようなメールが来た。『Cは，元気に保育園に行っています。昨日は初めて，親なしで友達のうちに遊びに行きました。今日は，昨日

とは違う友達がうちに遊びにきました。保育園で自分で約束をしてきます。弟は人の顔をよく見て，お話もたくさんできるようになりました』

■4 考　察

(1) 各期の考察
第1期

　C君は外界にある良いものだけを自分の世界に持ち帰り，良いものだけで作られた母子の小さな世界に安住することで，外界とかかわらなくてもよい世界を作っているように思われた。外界から入ってくるものは不安や不快と結びついているようであり，それらを激しい癇癪によってはねのけ，自分の世界に悪いものが入ってこないように守っているようであった。

　C君がMoと遊んでいる様子を見ると，視線があまり上がらない以外は，C君の知的な遅れや自閉的傾向はさほど感じられなかったが，ささいなことですぐに癇癪を起こし，一旦機嫌が悪くなるとなかなか持ち直さないため，非常にかかわりがもちづらかった。Moは一生懸命にかかわっておられたが，情動で通じ合えず「なだめる―なだめられる」の関係が形成されていないようであった。自閉症児が他者からの働きかけに対する不安や恐れの強さを，外の世界を遮断することで逃げ，安全を保とうとすることがあるが，C君はむしろそういうことができないために，それらが自分の世界に入らないように自分の力で必死に追い出すしかないという風であった。「あっちー！」と癇癪を起こし，悪いものを遠くに投げ飛ばした。C君の癇癪の激しさにThも投げ飛ばされた。C君は外的世界から逃げられないことがわかっているからこそ，視線をあまり上げずに怖いものを見ないようにし，Moだけを近くに置いてその小さな世界にすがっているのだと思われた。C君がMoを求める行動は激しく，甘える様子がみられる一方で，Moさえも気に入らないことがあればすぐに「あっち！（あっち行けー）」と追い出した。悪いものは母親であろうと世界から締め出し，良いものだけに囲まれて生きることで安全感を得ようとしていた。自分の内から湧いてくる負の感情も外からやってきているかのようであり，それを外に投げ飛ばすというように対処していた。感情が内側から湧いてきて，内側に収ま

っていくという実感をもってもらうことが難しかった。
　機嫌が良いときには，Th の差し出すものが楽しそうなものだと思うと近くに来たり，受け取ったりすることもあった。このときの姿や Mo とのやりとりを見ていると，もっと Th とかかわる力があるように思えたが，そのためには C 君に快の状態が保たれ，C 君から外界へと出かけるのを待たなければならなかった。この時期には C 君の快の状態を維持することが最優先であり，大人たちは C 君の快の状態を維持するのに懸命であった。このことはウィニコットのいう母親の原初的没頭（Winnicott, 1965/1977）を思わせた。

第2期

　視線があがらない C 君は，限定された視界の中を母子二人の聖域としていった。Th は聖域への侵入者であり，視界の外へ排除された。視界の中を安全に保ち，その外は見ないようにしているようにも感じられた。視界の外に悪いものを追い出すことによって，母子二人の安全な世界を守っていたのだろう。Th から C 君に近づいたり声をかけたりすることによって，聖域の外の世界の存在を感じさせ，C 君はさらに聖域の壁を厚くしていった。たまにかかわりの糸口がみられたのは，安全な聖域の中で C 君の方から Th へと視線を動かし，そこで Th が C 君の興味をさそう物を提示しているときであったと思われる。聖域からそっと外を観察できるような場を提供することが，Mo を守りにしながら視線を上げて外の世界（Th）を見るために必要であったと考えられる。
　第1期では Mo がおもちゃの操作に失敗したり，気に入らない提案をしたりすると「悪い母親」を「あっち！（行けー）」と追い出していたが，今期では，この「悪い母親」への怒りは Th に向けられるようになった。Mo が失敗しているのに，Th を「あっちー！」と追い出すのである。今期には Mo が追い出されずにすむようになり，Mo の有能感は保たれた。しかし，このことは母親が万能でなければならないということでもあった。何をするにしても Mo しか受け付けず，癇癪は減らず，だっこやおんぶの要求も激しいので，Mo は疲れきった。Mo は C 君の要求に応えようとがんばっており，その姿から Th には Mo の大変さが痛いほど伝わってくるが，Th がかかわると C 君が癇癪を起こしそこで大変な思いをするのも Mo であったので，Th は Mo の大変さに共感

するしかできなかった。このときのThは，C君にもMoにも何もできず，"どう接していけばよいのか""この先どうなるのか"というMoの主訴をThのものとして感じていた。MoはC君がどうしたいのかを読み取り，敏感に応えようとされていた。C君に支配され，それでも献身的に尽くされていた。このMoを見ていると，MoのC君への態度が特段変わったというわけではなかったが，来談当初に感じたような，しっくりこない，不自然さは感じられなくなっていった。このC君にはMoのこの態度しかない，と思えてきた。

　Thは，Moの大変さを認めつつ，C君がMoを求めることは発達にとって重要な意味があることを伝え，MoがC君の行動を肯定的にとれるように，〈かーちゃんが大好きなんだね〉などとMoの自尊感情を高められるような言葉をかけてきた。しかし，このような言葉はしだいにMoを追い込むだけのようにも思えてきた。C君が母親を求めれば求めるほど，母子の世界が外界とのつながりをなくしていく方向に進んでいった。MoはC君の聖域に閉じ込められ，Moも外の世界とのつながりを閉ざされていった。

　この行き詰った状態を打ち破ったのは，Moであった。#17，Moはとうとう，『こんな子いますか！』と溢れ出る気持ちをThらへぶつけられた。このとき，Moの怒りは直接C君に向けられず，Thらに向けられた。このことによって，C君が作り上げてきた母子の世界をMoが直接破壊することなく，外界へとつながる穴が開けられた。Moの怒りは当然であった。C君への怒り，何もせず見ているだけのThらに対する怒りをはじめ，さまざまなことに対する怒りの感情が溢れていた。母子の閉じた二者関係の世界に母親が開けた風穴を大切にし，それが外界への窓となるようにしなければならないと思われた。

第3期

　#18の分離の試みでは，心配したほどのことは起きなかった。C君はMoの不在に泣き，Thになだめられて徐々に落ち着き，Moとの再会を喜んだ。この様子から，このときすでにC君はMoとの愛着関係を基盤に世界を広げていける力をもっていたと考えられる。C君が「かあちゃんとこ行くよー」と繰り返し，心の中でMoを思っている間，Thはその思いを共有し，言葉にしながら抱え続けた。ThはC君をだっこしながら，C君の行きたい方向に歩いてい

くことで，C君にMoと離れた外界で主体的に歩む実感をもってもらおうとした。Moとの世界の外にもおもしろいこといっぱいあるよ，Thといるのもいいでしょ，という思いで，だっこで散歩しながら外の世界を見て回った。Thと楽しめるように，外界のいろいろなものに目を向けられるようにしながら，言葉をかけた。するとC君は30分の間に，Thと周囲の世界を見渡し，自らThに向かって「ほら見て，ひこおき」と興味を共有しようとする力を発揮した。このとき，C君は「Thの落ち着いた情動を少しでも子どもにつたえ，それによって自分の情動がしずまってゆく体験（情動の共有体験）」（滝川，2004b）をし，外の世界，すなわちThやThと過ごす時間も知ってみると悪くないと思ったのではないだろうか。また再会時には，Moに「泣けちゃった」と報告したことから，自己を対象化する力も育っていることがうかがえた。

　Moの『託児所に預けるからここでは一緒でいい』（#19）という申し出には，Thは動揺した。しかし，「ここでは一緒で」という言葉から，「ここ」の意味をMoは感じておられ，「ここ」でしかできないことをしようとしておられたことがわかる。Moは「C君を自分から離すこと」と「C君と向き合うこと」の両方を決断したのだと思われる。すなわち，自分の引き受けられる範囲でC君と向き合うという決意を示したのだと考えられる。『お姉さんに聞いておいで』（#19）というMoの賭けにC君が乗ったのは，その決意が伝わったようであった。

第4期

　託児所生活が始まり，プレイルームはC君とMoが一緒に過ごす特別な場所となった。プレイルームの中に，母子二人の小さな世界を守る壁はなくなった。C君はMoの後押しでMoの元からThのところへ出かけていって，Thという外界と交渉し，目的を果たしては，Moの元へ戻っていくということを繰り返した。C君を中心にそこからはね飛ばされたり，引き戻されたり，閉じ込められたりしていたMoであったが，今度は，Moが拠点となり，そこからC君を「送り出し—迎える」ようになった。C君は，自己の身体をMoからThへと向かわせることを繰り返すとき，主体的に動く自己の身体を実感していたと思われる。またこの時期には，ふざけたり，肩を叩いたりしてThの視

線をＣ君の身体に向かわせるような行動もみられている。Th に送られてくるＣ君の身体が，Th の眼差しや言葉によって肯定的に映し出されることで，Ｃ君に自己の存在と，自己と外界との肯定的な関係を実感させていたと考えられる。

　終結が近くなるころには，Th にかっこいい姿を見て欲しがる，ほめられて喜ぶ，というように自己の内面を意識する姿もみられるようになる。Th はＣ君から投げかけられたＣ君を受け止め，肯定的な表情や眼差しや言葉を乗せて返した。Ｃ君は主体的に Th という外界へと向かい，Th に肯定的な自己を映し出すことで，自己を強化する。こうして外界へと向かう自己への自信を得ていたと考えられる。

　癇癪も激減した。思い通りにならないときでも Mo がＣ君を納得させられる場面や，Mo がＣ君に直接怒りをぶつけＣ君が慌てる場面，Mo がだっこを断わる姿など，母子の自然なやりとりの光景がみられた。また，Mo が『キャップ取ってほしいだけだと思う』（#24）と笑う場面も印象的であり，このようなときは誰よりもＣ君のことがわかる母親としての自信が感じられた。

（２）Ｃ君の体験とセラピストの役割

　山上（2003b，2003c）は，養育者―子どもの二者関係において重要なのは，それが共同世界に開かれることであると述べる。そして，自閉症児の場合，愛着対象との二者関係が共同世界への窓口とならず，自閉的な閉塞的二者関係に陥る危険性をはらんでいることを指摘する。山上が指摘するように，Ｃ君が Mo との間で形成した二者関係は，スムーズに共同世界への窓口とはならなかった。#6，Ｃ君は Co がプレイルームに入ってきたことに気づくと，Mo がそばにいるにもかかわらず，一目散に部屋の隅に逃げた。自分で自分を守るしかないという様子であった。Ｃ君は，「あっち！（行けー）」と言って他者を遠ざけるか自分が逃げるかして，人や出来事との距離をとるという方法で自己を守っていた。市の母子療育でも『気が向かないことは一切やらない』とのことであったが，これも外界から悪いものが入ってこないように自分を守っているからであると思われた。Ｃ君がここまで外界を怖がり遠ざけるのは，Mo を盾にして Mo の後ろからそっと外の世界を見るということができないからであった

と考えられる。

　C君はプレイルームの中に小さな世界を作り，その中に良いものだけを取り入れ Mo を拘束した。山上（2003b）は，母親が子どもの要求を受け入れて閉塞的な二者関係にはまりこめばはまりこむほど，母親自身が自らの共同世界からの疎外感に苦しむことになり，子どもの発達も停滞すると指摘する。このようなはまり込みの関係に対し，山上（2003b）は，関係は相互的であるため，母親が閉塞状態を破って第三者（共同体）的基盤を回復することができたとき，子どももまた閉塞的関係を破って，改めて母親を安全基地として外界探索にでかけることができるようになると述べている。本事例においても #17 を契機に，山上が指摘するような回復の過程をみることができる。Th は，この過程において，Mo が閉塞的二者関係を破って出てくる瞬間に立ち合い，二者関係を壊さずに守りながら二人の世界を外界へと開いていく役割があった。

　閉塞的二者関係が破られたときに用意されていたのは，共同世界という外界の代表・表象である Th であった。それまで，C君にとって外界は，負の感情がやってきて，そしてはね返すところであり，不快，不安，恐怖など悪いものであふれた世界であった。しかし，C君は，分離という状況においてその外界にさらされた（#18）。このとき Th は，C君の恐怖の感情を，外界の代表・表象として抱えつつ，共に外界の物に肯定的な目を向けられるように促しながら歩いた。C君は分離という最も激しい痛みの感情と外界にさらされた恐怖の感情を，外界の代表・表象である Th に抱えられ鎮められることによって，外にはね返すのではなく，自己の内側へと収めていく体験をする。また，Th と外界を見回しながら安全な時間を過ごすという体験をする。これらの体験が，C君が「お姉さん（Th）」という母子の外の世界へと歩み始める（#19）ために重要であったと思われる。このように，Th はC君に内と外を実感させ，外界の代表・表象としてそこが安全であることを示す役割があったと考えられる。

(3) 母親の体験とセラピストの役割

　第1期，第2期では，Mo の診断直後の落ち込み，頑張りの時期とC君の癇癪，母子分離の難しい時期が重なり，母子関係は内へ内へと入りこみ，やがて壊れてしまう方向に進んでいった。Th は，C君にも Mo にも何もできていな

いと感じつづけていた。しかし，この危機的な時期に，Mo は本当に根気よく通い続けられた。そして，母子分離が試みられた後，次の #19 では，Mo は『ここでは一緒でいい』と言われ，その後も継続して来られた。Mo にとって「ここ」のもつ意味は何だったのだろうか。

　Th は C 君と母親の二人の世界の外に置かれることで，無能感や疎外感，「この先どうなるのか」，「どうかかわってよいのかわからない」という Mo の感情や主訴を Th 自身のものとして感じることとなった。Mo もプレイルームの Th に自分を重ねていたと思われる。そして，C 君を育てることの大変さに共感し，一生懸命に育てている自分を認めてくれる人が見ている前で C 君と向き合うことに意味を感じ，『ここでは一緒でいい』と言われたのだと思われる。また，C 君の癇癪は Mo を破壊するのに十分な威力があった。『家でも最近は私が壊れてしまう』『二人で壊れるので父親はまいってる』（#17）と言われている。週に１度，このままでは壊れそうな窮屈な母子の世界に風を通し，Mo と C 君，その関係が壊れてしまわないように見守られ抱えられる場としての意味を感じていたのではないかと思われる。このような場において，Mo は何を体験し，Th はどのような役割を果たしたのだろうか。

　当初，Mo は，『アスペルガーとは何か』『アスペルガーだとどうなるのか』という話題に終始した。Mo は優しい口調でしっかりと語りかけ，遊びの相手も上手にされていたが，Th は Mo と C 君との関係にどこか不自然な印象を受けた。このときの Mo は，『一生懸命子育てやってきたのに診断されてプチンと切れた』（#20）と言われたように，「アスペルガーの子とその母親」として，先の見えないスタートラインに引き戻されていたところであった。障害を告知されたショックに加えて，これまでの「C 君の母親」という Mo の存在と，C 君と Mo の関係がそこで途絶えたように思われていたのではないだろうか。

　C 君の癇癪の激しさは，Mo に休息を与えなかった。このことが，結果的には Mo の C 君に対する理解を深め，C 君にあった対応が引き出されていくことになったのだと思われる。Mo は C 君の要求にこたえるため，C 君に敏感に応答されていた。やがて，Mo はアスペルガーとは何かを Th に聞かなくなり，C 君との関係の不自然さもなくなっていった。Mo にとって遊戯療法過程は，診断されたことによって「アスペルガーの子の母親」としてスタートラインに

引き戻されたという落ち込みと無能感の状態から，診断前の時間と自己の連続性や「C君の母親」としての有能感を回復していく過程であった思われる。

また，第2期になると，C君は悪い母親をThに引き受けさせることで，Moを世界から追い出さなくなった。Moは，プレイルームではC君からの破壊をThが引き受けることによって，破壊されることを免れ，C君に根気よく付き合う力と時間を確保することができたのではないだろうか。また，無能なThがそこにいることで，プレイルームはMoがC君に対する有能感を感じられる場となっていたと思われる。このことは，MoにとってThがあくまで「子ども担当」であり，共にC君へのかかわりに苦慮しながらも常にMoがリードしているという関係がみえていたことが重要であったと考えられる。Thは，MoがC君の激しい癇癪に破壊されながらも「生き残ること」（Winnicott, 1965/1977）の過程を，Moに伴走しながら支える役割を担っていたのだと考えられる。

付記

本章は，古市（2006，2011）を部分的に取り入れ，大幅な加筆・修正を施したものである。

第5章

事例4 「個」として世界に存在することへの不安
―両親がいないと現実世界から姿を消すD君―

■1 問題と目的

　伊藤（2007a）は，子どもが分離不安のない状態（第一段階）からある状態（第二段階）へ，さらにない状態（第三段階）へと歩みを進めるためには，子どもが親の存在を重要と感じ（第一段階から第二段階へ），対象を内在化する（第三段階へ）必要があり，発達障害児では「この内在化の過程こそ，遊戯療法でやっていくことになろう」と述べている。そして，分離の不安に圧倒され母のイメージが子どもの中に確実に生まれるところで，分離という状況をThと共有しつつ，他者を，すなわち，自己を対象化することによって，そこに，開けがもたらされると論じている。

　本章では，両親との分離不安がある状態において「現実世界から姿を消すようになる」といった症状がみられた軽度の知的障害のある広汎性発達障害男児（5歳9か月）の事例を検討する。その症状の背景には「『個』として世界に存在することへの不安」が推察される。本事例が「『個』として世界に存在することへの不安」を乗り越えていく過程において，遊戯療法で展開された遊びや関係性，発達的変容について明らかにする。

■2 事例の概要

クライエント：D君　インテイク時　5歳9か月

(1) 生育歴

主訴（相談申し込み票のとおり）
　記入なし
来談経緯
　当施設に通う他のクライエントの紹介
家族
　父（30代後半，大卒，会社員，真面目），母（大卒，30代後半，主婦）
　姉（小学校4年生）
生育歴・現象歴
　妊娠中異常なし。正常出産。へその尾が首にまきついていたがすぐに泣いた。運動発達異常なし。始語1歳0か月（パパ／ママ／バーバ）。1歳頃，バイバイの真似，指差しもした。しかし，呼んでも振り向かないこともあり，耳が聞こえないのではと思うこともあった。2歳半頃からすごく走り回り，人の大勢いるところを嫌うようになった。3歳児健診で受診を勧められた。医療機関ではそのとき「自閉症とはちょっと違う。いいところをのばしていこう」と言われた。X年1月（5歳4か月）に診断名が気になり，尋ねたところ「自閉症とは違うけど，言葉の面とか，こだわりなどから広汎性発達障害」と言われた。市の母子療育を経過し，年少から保育園に入園した。保育園では加配保育士がついている。

　スケーターが好きで，1日中乗っているので今は隠してある。自転車，乳母車，カートを押すのが好き。自転車に乗れるようになったのは早かった。車や電車も好き。家ではマウスを動かし，パソコンにいろいろな画面が出てくるのを楽しんでいる。父親は休みの日には山登りや公園などに連れていく。父親は時々イライラしてつい叱ってしまうが，いくら叱ってもなついてくるのでとても可愛いという。

　3歳7か月から3か月間爪噛みがあったが現在はない。横目でグルーっと見る癖がある。「こうやって見たらあかんよね」と言いながら横目で見る。今年の春頃より，壁のあるところで口を大きくあける癖がでてきた。「かっこいい顔やってる」と言う。この癖は自転車に乗るときにのみ見られ，普通の生活の中では，ほとんど見られない。

臨床像・見立て

　丸顔でときに満面の笑顔を見せる。しっかりした両親と姉。温かい家庭で一生懸命に育てられてきた様子が伝わってくる。視線，対人反応の弱さ，言葉の遅れなど自閉症状が顕著であるが，両親への愛着行動がみられ，明るく前向きにD君とかかわる家族とそれに一生懸命応えようとするD君の姿が印象的である。両親との間では，単語での返答，オウム返しが聞かれる。

(2) 面接構造

　週1回50分間の遊戯療法。月1～2回の親面接（並行）。

3　遊戯療法の経過

　X年6月～X+1年3月まで（5歳9か月～6歳7か月）の全27回を対象とし，D君の母親や筆者との関係性の変化に焦点をあて4期に分けて記す。各期の家庭や園での発達的変化の様子は，母親面接担当者が面接経過をまとめたものから抽出した。

　「　」はD君，〈　〉は筆者（以下，Th），『　』は母親（以下，Mo）の言葉を表す。

第1期　何度も母親のもとにもどりながら自転車に乗る　#1～#4（5歳9か月～5歳10か月）

#1　インテイク　笑顔のかわいい丸顔の男の子。両親，姉と来所。D君は，玄関で出迎えている母親カウンセラー（以下，Co）とThに気づかないのか，すぐ横を通り過ぎていってしまう。

　両親と一緒に大プレイルームに入る。すぐに乗り物を選んで乗る。スケーター，自転車，三輪車を次々と乗り換える。ままごとハウスや滑り台の横を通るときには，首を傾けて口を大きく開けて，まるでそれを食べるような恰好で通り過ぎる。Thも自転車に乗ろうとすると「ヤメテ」と言われてしまう。乗り物に乗りながら「オトーサン」「オカーサン」と頻繁に独り言を言っている。

何度か両親のもとに行き，両親の顔を見て言葉にならない声を出しては，また乗り物に乗ることを繰り返す。

　しばらくして，面接のため両親が退室することを Co が D 君に伝える。Mo が『後で来るからね』と丁寧に念を押す。D 君は退室する両親を立ち止まってじーっと見ている。両親が退室すると，再びスケーターや自転車に乗ってプレイルームを周る。「オカーサン」と何度も言っている。Th が声をかけたり，目の前に立ってみたりするが，反応はない。

　突然，自転車を降り，ダッシュでプレイルームから出て行ってしまう。Th は慌てて追いかける。D 君は玄関で「オカーサン」と言っている。声をかけるが反応はない。Th のことは見えていないし聞こえていないようだ。そして，フワーっと校舎の長い廊下（内廊下 2 — 3）を歩き始める。とぼとぼと歩いていく。時折，壁の方に首を傾けて，口を大きく開けたり，ズボンの中に手を入れてお尻を触った手を鼻にもっていったりしながら，廊下を何往復もする。D 君の輪郭はぼんやりとして，シャボン玉の中にいるようだ。Th のはたらきかけに反応はない。Th は少し離れて後ろをついて歩く。重い自閉症の子だと感じる。

　何往復かすると，大プレイルームに戻り，トランポリンに座る。Th が跳んで大きく揺らすと大笑いする。Th が疲れて座ってしまうと「立ッテクダサイ」と引っ張る。トランポリンでは，乗り物や廊下に比べて，かかわりが持てるのではないかと思われた。

　面接を終えた両親の姿が見えると，すぐに駆け寄っていく。しっかりと立って，両親の顔をじっと見ている。父親が『なんて言うの？』と何度か言うと「アリガト」と言って帰る。

　#2〜4 では，自転車やスケーターに乗って大プレイルームから待合所の前を通って内廊下を進み，キャンパスに出る（出口 1）。このコースを行ったり来たりする。廊下では，時々首を傾げ口を大きく開ける。口を開けた後，キュッと結んでゴクンとしているようだ。Th への反応はない。待合所を通るときは必ず振り向いて Mo を見て確かめる。Mo は D 君が待合所を通ると，嬉しいような困ったようなという表情で『かくれようかな』とか『トランポリンに行っておいで』などと言われる。自分がいることで D 君がプレイルームで集中して

遊べないのではないか，ここで何か言わなくては，というような様子である．
　廊下からドア（出口1）を出てキャンパスに出ると，Thの手助けがなければD君のサイクリングは上手くいかなくなる．段差のあるところではThが自転車を持ち上げなければならないし，時々車も通るので，道路の端を通らなければならない．下り坂では，ブレーキを使わずに片方の足で地面を擦ってスピードを抑制しているが，靴を履いていないので泣きそうな声で「イーターイー！」と声を張り上げる．しかし，Thが何らかの手助けをすると，そのたびに「イーーヤーーー！」とすごい叫び声をあげる．外に出るとこのような事態になってしまうので，Thは外に出るのを制限することにする．ドアの前で，外には出られないことを示したが，通じない．強烈な叫び声に負け，制限できなかった．ThができるだけD君の世界の侵入者と感じられないように，危険回避以外には手を出さないでいると，それはそれで，うまくサイクリングができない状態も多くなり，そのたびに叫び声を張り上げる．そこでThが助けると，また，すごい叫び声をあげる．このようなことを繰り返すうちに，Thが声をかけただけでも「キャーーー！」「イーーヤーー！」と叫び声を張り上げるようになってしまう．D君にとって，段差につまずくのも，Thが手伝うことも，何かが自分の世界に入ってきて邪魔をしているということに変わりはなかった．Thは，できるだけD君に声をかけたり自転車に触ったりしないですむように，安全確保のために先回りして待つことや，後ろをついていくことしかできない．
　客観的にみると，D君のプレイは，ひとりでサイクリングをしているだけである．しかも，外に出るとでこぼこ道や坂道では，なぜうまく通れないのかが理解できずに叫び，そこでさらに何か（Th）が侵入してきたので叫ぶという繰り返しで，楽しいだけでなくストレスもとても多いように見える．しかし，来所時は満面の笑顔でThの方に駆け寄ってくるし，視線もあう．帰るときもわざわざ振り向いてThを見て，笑顔で手を振り，いかにも楽しかったという風なのである．プレイ前後にはThのことが見えているのに，プレイ中には全く見えなくなるようであった．毎回，終了時は両親との再会をとても喜んで駆け寄り，両親と会話をする．両親がD君に話しかけるとD君はしっかり顔を見ておうむ返しを交えながら一生懸命答える．両親の質問に言葉で答えようとし

ている。『何して遊んだ？』「オモチャ」『おもちゃかあ，何して遊んだ？』「自転車」『お昼ご飯何食べたい？』「ラーメン」『キャンプ行ったら何したい？』「寝ル」など。両親の前のD君とプレイ場面でのD君が同じ人だとは信じがたかった。両親の前でのD君の輪郭は，クッキリとしていた。

第2期　「オカーサン」探し　#5・#6（5歳10か月）

#5　面接のため両親は2階へ上がる。D君はそれを見届けた後，大プレイルームへ向かう。自転車に乗りながら「オトーサン」「オカーサン」とつぶやいている。

　しばらくすると，突然，プレイルームを飛び出していってしまう。追いかけると，廊下を静かに歩いている。「オトーサン」「オカーサン」とつぶやいている。Thは，D君の後ろから〈Coとお話ししてるから待ってようね〉〈必ずお迎えに来るよ〉〈おとうさーん，どこですかー〉と，D君を安心させたり代弁したりする言葉をかけながらついていく。反応はない。D君はすぐ目の前にいるが，まるで違う空間にいるように感じる。

#6　今日も両親は面接。2階に上がっていく両親を見送った後，自転車で廊下（内廊下1—2）を往復する。Thはついて歩く。

　突然，自転車を降り「階段登ル」と言って2階に上がってしまう。2階の廊下を静かに歩いて往復する。「オカーサン」とつぶやいている。再び1階の廊下で自転車に乗る。何度も「オトーサン」「オカーサン」とつぶやいている。Thは，そっと声をかけながらついて歩くしかできない。D君の後ろ姿を眺めながら，同じペースで静かに後をついていく。D君は廊下をただ歩き続ける。

　静まり返った廊下に，突然「イーターイー！」と叫び声があがる。一体何事かとD君に駆け寄ると，D君の辛そうな顔に涙がぽろりとこぼれる。お母さんに会いたいという心の叫びが，あふれ出た。D君の心は「痛い」のだ。〈お母さんに会いたいね〉と言う言葉に反応はない。

　「カタヅケ」と言って，自転車をプレイルームに戻しにいく。Thはトランポリンなどに誘ってみるが「アリガトハ？」と言われてしまう。もう帰るということだ。もう辛くて仕方がないのだ。Thは，D君の興味を誘ったり，安心

するような声をかけたりするが，反応はない．ところが，〈一緒に Mo を探そう〉という言葉をかけたとき，明らかに D 君が反応した．そこで Th はそっと D 君の横に並んで歩いてみると，同じ場所にいるという感じがした．

　横に並んで廊下を歩く．D 君は「オカーサン」とつぶやいている．Th は〈おかあさーん〉〈先生のお部屋はどこかな〉と D 君の代弁をしながら励ます．1 階と 2 階の廊下をひとまわりして玄関にもどってくると，D 君は Mo の靴を履いて玄関から外へ出る．外に出ると，Th にだっこを求めた．Th は D 君をだっこしながら，駐車場へ D 君の車を見に行くことにする．〈D 君の車，見に行こう．どれか教えて〉と言うと D 君は赤ちゃんのように抱きつき，どの車か教えてくれる．車の窓には笑顔の D 君と Th が映っている．D 君は車の中をのぞきながら「フルイチセンセト　乗ル」と言う．Th は，窓に映った二人を見せながら〈D 君と古市先生だね〉と言う．しばらく，だっこで散歩をした後，玄関へ戻ると，「ココデ待ッテル」と玄関にねころぶ．Th が〈こちょこちょー〉とすると喜んでくれる．

　Mo の姿が見えると，満面の笑みで駆け寄り，すぐに「アリガト」（もう終わり，帰ろうという意味での）と Th に言った．

家庭や園での発達的変化の様子

#5　姉と D が押入れに入り，その間に Mo が隠れる遊びをした．「おかあさんどこかなー」と言って探しているが見つからない．「おかあさん，D 泣いちゃった」と言う．Mo が顔を出すと，「よかったー」と言う．こんな遊びを何度もやった．／Mo をそばに座らせてピコで遊ぶ．Mo が手伝おうとすると「ダメー」と言う．ただそばで見ていてほしいみたい．／保育園で D がお当番のときに皆から質問された．《好きなテレビは？》と質問され，「ぼくの好きなテレビはガオレンジャーです・サザエさんです・伊東家の食卓です・ニュースステーションです」と答え，みんなびっくりしていた．

#6　熱を出した．「おかあさん寝よー」「お茶ほしー」と言う．／ピコでは「おかあさんもここに来て」と言うので Mo はそばで見ていた．トイレに行きたくなったが「行ったらアカン」と言う．『何で？』「ここにいて」と主張する．遊びが一通り終わったら「行ってきていいよ」と言う．／駅まで父親と D が迎えに来てくれた．Mo を見ると「おかあさん」と言って抱きついてきた．保育

園に迎えに行くと，昨年は怒ったような表情をしていたが，今は「あー，おかあさんだ」と言って走ってくる。他の母親にも「○○ちゃんのおばさん」と話しかける。

第3期　何度も母親の前を通りながら車椅子を押す　Thとの時間を過ごし始める　#7〜#12（5歳11か月〜6歳2か月）

#7　自転車に乗っているだけではかかわりが持てないこと，外に出ると関係が悪くなること，また，母親探しも続いたことから，今日からMoに大プレイルームに入ってもらい，プレイルームの中で落ち着いて他のものでも遊ぶチャンスをつくろうと試みた。しかし，プレイルームに入ったものの，D君が選ぶのはやはり自転車であった。プレイルーム内を自転車で周りながら，時々Moに「アリガト（終わり，帰るという意味）」と言いに行く。少しの間自転車に乗っては，Moのところへ戻り，Moの横に座って「ココニ　イル」と言う。Thのすることは全て嫌がられてしまい，後ろをついて歩くことしかできない。今日は，いつもの口を開ける顔が少ないように感じた。

#8　大プレイルームで車椅子を押して歩く。Thは後ろをついて歩くことさえも拒否されたので，Moの横で座っていることにする。D君はMoのところから出発して，車椅子を押してプレイルームを一周し，Moのところに帰ってくる。その度にMoに何か伝えようとしたり，Moの質問に答えたりして，また出発する。

　時間の半分ほどをこうして過ごした後，「コッチ　イク」とMoに言ってから，車椅子を押しながら大プレイルームを出ていってしまう。Thは，あわてて後ろをついて行く。

　プレイルームから出ると，これまでと違ってD君が後ろを振り返った。Thの姿を確認しているようだ。口を大きくあけて，駐車場を歩いてまわる。とても満足そうである。Thが介入すると，叫び声をあげて拒否することは変わらない。しかし，Thの声かけに反応して，逆の言葉を叫ぶようになる。〈さあ，帰ろうか〉「カーエーラーナーイー」〈お母さんとこいこうか〉「イーカーナーイ」と言う。試しに〈もっと遊ぼうか〉と言ってみると「アーソーバーナー

イ」と叫んだ。

#9～#12　Mo には待合所にいてもらうことにする。D君は大プレイルームから出て待合所の前を何度も通りながら，内外の廊下やキャンパスに出かける。「ヒコウキノ音スルネ」「カー（カラス）言ウタネ」「オカーサン」などと前を向いたままモノトーンに言いながら車椅子を押して歩く。まるで，そこに Mo がいて話しかけているようである。

　時折，歩きながら後ろを振り向く。振り向いて Th と目が合うと「キャーッ」と笑うようになる。このとき Th は，ほほえみ返したり，名前を呼んだり，言葉をかけたりする。回を追うごとに，Th とのこのようなやりとりが増えていった。D君の後ろをついて歩きながら，ゆったりとした二人の空間ができ始めていくのを感じる。また，手伝いが必要な場所では，D君から Th に要求するようになる。

　#10 と #12 は，Mo の面接日であった。プレイ中，「オカーサン」「オカーサン　オル？」「オカーサン　クル？」と，独り言を言っている。自分を安心させるために自分に向かって言っているようである。毎回，終了時は Mo に抱きつき，Mo の顔を見上げ，まるで「今日は○○して楽しかったよ」と言っているようにジャルゴンで「キャッキャ」と言いながら満面の笑顔で帰っていく。

家庭や園での発達的変化の様子

#7　Mo が『きらい』と言ったときにしとーっと甘えてきた。この子はわかるんだと思って反省した。この子の母親を頼る気持ちを今は大事にしたい。／保育参加では，以前なら Mo のもとへ来ていたのが，今回は Mo を呼んで一緒にやりたがった。キャンプでもそうだった。成長しているなあと感じる。／保育園にお迎えに行き，手をつないで帰ってこられるようになった。これまでだと，途中でどこかへ行ってしまっていた。

#10　玉突き事故にまきこまれた。救急隊員に《いくつ？》と聞かれ，「5歳」，《痛くない？》「こわい」と意外とやりとりができ，むしろ楽しそうだった。／Mo が『お腹痛い』といっておおげさにバターっと倒れると，「おかあさん死んだ。ヤーダー」「もう公園行かない。やめとく」と言う。『良くなったよー』と言うと「よかったー」と言った。

#11　運動会ではみんなと一緒に遊戯も競技もできた。家でもびっくりするよ

うなことがいろいろおこっている。「おかあさん大丈夫？くすりぬる」と言ったり，お姉ちゃんとMoの喧嘩にMoに賛同したり，友達の家に遊びに行きたいと言ったり，順番を「かわって」と言ったり。Moは，みんなと理解や習得の方法は違うかもしれないけど，この子なりにわかってきたのが嬉しいと言われる。

#12　運動会のビデオを見てMoに一緒に踊ろうと言う。おばあちゃんの家でも踊った。夏からのDの激変ぶりにおばあちゃんも驚いていた。おばあちゃんの家に行く前に大好きな女の子に「おばあちゃん家行くんだよ」と言った。その姿だけ見れば『普通の子みたいだった』。／だんじり祭りを見てきた。「いつ来るかなー」「どこに来るかなー」「来る来る」など，しっかり言えるようになってきた。

第4期　母親の前を通る回数が減っていく，Thとの散歩　#13〜#20（6歳1か月〜6歳3か月）

#13　ここのところ車いすを押して遊んだが，久しぶりに自転車を選ぶ。車いすではゆったりとついて歩くことができたが，自転車ではそうもいかない。制限をすることも増え，関係もまた悪化するかもしれない。そこで，Thは，外に出ることをドア（出口1）の前に立って制止した。すると，「コッチー！」「イクー！」と叫ぶ。ここはゆずれないとThが自転車を押さえるが，癇癪を起こしながらこぎ続ける。結局，ThはD君を止め切れず，外に出ることになってしまう。
　一旦屋内に帰ってきた後，また外へ出て行こうとする。Thは，今度は絶対に負けないと決心して，ドア（出口1）の前で手で大きくバツをつくる。すると驚いたことに，あっさりと引き返した。これまで何度もやっても通じなかったことである。

#14　Moのいる待合所の前を何度も通りながらサイクリング。廊下を走行し，ドア（出口1）につくと「コッチ」と外を指さす。Thは今度も絶対に外に出ないようにと身構える。手でバツをつくって〈外はだーめ〉とやる。すると，あっさりクルっと引き返した。あまりの理解のよさに拍子抜けする。Thの喜

びを大げさにほめて伝える。そして，この次からは，このドア（出口１）の前にくると，D君から「ココハ違ウネエ」とThに言うのだった。Thも〈ここ違うねえ〉と繰り返す。

　サイクリングの合間に，外プールや中プレイルーム，裏庭に立ち寄って少し遊ぶ時間をもつようになる。裏庭では，「ヒコーキ　キタネ」とThを見て言う。Thが〈どこいくのー，ひこうきさーん〉と手を振って言うと，D君も「ドコイクノー」と真似をする。Thは〈アメリカー〉と答える。次から，Thが〈どこ行くのー，ひこうきさーん〉と言うと，D君が「アメリカー」と言うようになる。

　MoはD君が待合所を通るたびに少し位置を変えたり，びっくりさせたり，話しかけたりといつも一生懸命である。今日は，D君をびっくりさせようとして待合所の曲り角に隠れて立っておられた。隠れているMoに気づくと，D君はMoに'ここに座ってて'というように「コッチ」と待合所のソファを指しMoを座らせた。今日は，待合所を通り過ぎるときもほとんどMoを振り向いて確認することはなかった。また，「オカーサン」と独り言を言うこともなかった。

#15　「オカーサン」と言ってから，自転車で大プレイルームを出発した。まるで'出発'と言ったようであった。自転車で廊下を往復する。待合所では，Moがソファに座っていないと「ココニ　イトク（ここに座ってて）」と言う。

#16　Moは面接。Coがそのことを丁寧にD君に伝えるのをじっと聞いている。自転車に乗る。廊下から外へ出るドア（出口１）まで来ると，さっとユーターンして，「オカーサン」と言う。その次にドアの前に来たときには，「オカーサン，Co先生ト　オハナシ」と言ってユーターンする。その次にはドアの前で，Thが追いつくのを待っている。Thが追いつくとニコっと「ココダメ。ユーターンヤネ」と言う。ほめられるのを待っていたように思えた。

　出口２から出て裏庭から行ける安全なキャンパス内のコースで自転車に乗る。〈ブレーキ〉と言うとかけるし，〈ここだめ〉と言うとわかる。除草作業の人に「オッチャーン」と声をかける。

#18　父親と来所。「オトウチャン，ココデ」と待合所のソファを指す。『おとうちゃんここで待ってるからな』とどっしりと座られる。待合所を何度か通り

ながら，自転車やスケーターに乗って出かける。サイクリングしながら〈朝，どこいってきたん？〉「イトーヨーカドー」〈何買ったん？〉「オニク」という会話ができる。

#19　待合所の前を2回だけ通る。職員宿舎では，「ヒトノイエ」と言いながら入ってしまう。いつもD君が職員宿舎の横を通るときに，Thが〈人の家はあかんよ〉と言っているのを聞いていたのだ。裏庭の放置バイクにまたがり，満足そうに「フールーイーチー」と笑う。'見て見てー'といった様子である。禁止しているドア（出口1）の前では，Thが追いつくまで待ち，追いつくとキャーっと笑ってユーターンする。もうここから出る心配はない。

#20　自転車で裏庭まで。でこぼこにはまると，「フルイチセンセーイ」と振り返って助けを求める。その後も「フルイチセンセイ，ヨイショ」と助けを求めるようになる。でこぼこ道では，Thが自転車の後ろを押してD君の指さす方向に進める。職員宿舎では，ThがD君の前に立って〈ここはダメですだって〉と進入禁止の看板をさして言う。するとD君はちょっと立ち止まって，「コッチ」と方向転換する。ThはD君の成長をしみじみと感じる。〈よくわかるねー〉と激しくほめる。調子よく乗っていると，先に禁止した職員宿舎があるが，入っていかない。やがてD君の前に激しい下り坂が見えてくる。Thが慌てて止めに行こうとしたとき，急に止まって振り返り，「ココハダメ」とThに言う。もうどこへでも行ってしまうということはない。

家庭や園での発達的変化の様子

#13　最近はどこかへ出かけると，姉とDが前を歩き，その後ろを両親がついていく感じ。『こんな日が来たんだねー』と夫婦で話した。これまではどこへ行くにもMoがDの手をしっかりつないでいないとどこかへいってしまう子だった。姉が泣いていると「お姉ちゃん，どうしたんかなー？」「泣いたらあかんよ」と言う。

#15　毎日変化がみられMoは楽しくてしかたない。会話でやりとりができるようになったり，「んーっとね」と考えてから返事をしたり，言い直したりするので驚かされる。遠足も楽しく，目を離しても帰ってきた。ほめられることが楽しいらしく，お手伝いや字を覚え，園でもよくほめられている。

#16　文字を書いて「D，書くよ，大きい○つけて。ハナマルつけて」と言う。

就学健診では，自分，両親，お友達，先生の名前を聞かれて答えられた。《何して遊ぶの？》「よーいどん」，《お母さん優しい？》「うーん，優しい」というやりとりができた。姉がピアノで泣いていると「お姉ちゃん泣いたらあかんよ。もう一回練習しー」と言う。

#19 「ちょっと寒いなー」と自然な話し方をするようになった。生活発表会では舞台の上で最初から最後まで「パンダ」役ができた。昨年は「おかあさん」と手を振ったりして落着かなかった。／姉の口癖を自分なりにアレンジして真似る。／障害をもつ子の学習塾に通っていて45分間集中して勉強できる。先生とのやりとりをすごく楽しんでいる。時々問題を間違えることもあり，Dは落ち込んでしまう。そばで見ているMoに「ちょっとギューっとして」と言う。MoはDをギューと抱いてあげる。すると元気が出てくる。

#20 「きのうねー（実際は元日のこと）神社へいったよなー。それから〜に，それで〜して，それで〜したよ」と接続詞が使えるようになった。「楽しかった」「嬉しかった」「大きらい」など感情の言葉が増えてきた。／買い物に行っても姉と二人で座って待っていてくれる。以前は非常口のマークが好きであっちこっち走りまわっていた。奇声がすごく減ってきた。またイライラすると髪の毛を触ることも少なくなってきた。／以前は，赤ちゃんを見ると押してしまうので，MoはDが赤ちゃんに近づかないように手をギューっと握っていた。今は「赤ちゃん泣いとる。どうしてかなー」と言う。近づいても安心して見ていられる。／フラッシュバックか，突然怒り出すことがあったが，それもない。さまざまな癖が軽減し，ほとんど気にならなくなった。

第5期　母親の前を通らなくなる　Thと過ごす　会話の成立　#21〜#27（6歳3か月〜6歳5か月）

話し方がずいぶんと柔らかくなってくる。（以下，ひらがなで表記する）「ひこおき」「カー言うたね」「ピー言うたね」「雀かなあ」「（景色のいいところにきて）わーたかーい」などと言いながらいろいろな乗り物に乗って空き地や裏庭へと出かける。たまに「ふるいちせんせ」と独り言を言っている。時々振り向いてはThと顔を見合わせて「シーッ」「キャー」と満面の笑みを見せる。

#23 では遠く離れた Th に聞こえるように振り向いて大声で「ひこおきいー！」と叫んだ。でこぼこにはまるなど困ると「ふるいちせんせーい」と手助けを求める。Th が話しかけるとじーっと顔を見て，一生懸命聞こうとする。以前，家族の話をじーっと聞いているのをよく見たが，その姿だ。終了後は，Th が見えなくなるまで手を振り，また戻ってきて手を振ってニコニコ顔で帰る。

　#21 に1度待合所の前を通ると，以降通らなくなった。「オカアサン」とつぶやくこともなくなった。始まってすぐに Th に「まだ帰らない」（#21, 22）と言ったり，「まだ帰らなーい」と言いながらスケーターに乗ったり（#26, #27），終了間際になると「まだ遊ぶ」「まだ帰らない」と Th に何度も言うなど Th とのプレイの時間を意識して楽しむようになる。外で過ごす時間や範囲が広がり，そのためいろいろな場所を禁止されるようになっていたが，〈そこまで〉，〈そこはダメ〉と言うだけで方向転換するだけでなく，「（じゃあ）こっち」（#20），「ここはダメ」（#21），「こっちダメ」〈そうそう，何で？〉「人の家」（#22），というようなやりとりができ，回を重ねるごとに理解がよくなっていく。このように「こっち？」と Th に行ってもよいかどうか聞き，〈いいよ〉と言うと出発し，先に禁止したところは「人の家」「ここはあかん」「この線まで」「ユーターン」などと確認しながら進んでいくようになる。行きたいところを指して「こっち」と頑固に主張することも多いが，勝手に行ってしまうことはなくなった。先に禁止したところを覚えていてその横を通るときには「ここはあかん」と指さしながら Th を見て笑う（#22）など，制限に関しての Th とのやりとりを楽しんでいる様子すら感じられた。

　Th と簡単な会話もできるようになった。〈昼ごはん何にする？〉「うろん」〈何うどん？〉「カレーうろん」〈ほな，お父さんにカレーうどん食べるって言っておいで〉「カレーうろん食べるー」と走っていく（#22）／〈ランドセル何色買った？〉「黒」〈お姉ちゃんは何色？〉「赤」（#24）／Mo に『あいさつしてよ』と言われ，にっこり笑って顔を見て「おはよ」。〈お父さんは？〉「英会話のイーオン」〈どこに引っ越すの？〉「くろねこやまと」〈何年生になるの？〉「6クラス」（#27）など，D君なりに一生懸命，聞いて答えようとする。
#27　小学校入学を機に引越しのため，終結。

家庭や園での発達的変化の様子

#24 保育士さんに,《すごく穏やかになってきた。怒ることはない。好きな赤い三輪車に乗れなくても「赤乗れないから青」と言って乗っている。かけひきもできる。フルーツバスケットも理解して参加している。年中の頃は荒れていた。年長の秋頃よりすごく変わってきた。今は心配することがなくなり寂しいくらい》と言われた。／学習塾からいつも宿題が出る。答えはわかっているのに解答のし方（こたえの数字を○で囲む）の意味がわからなかった。Mo は『やっぱりできひん。やっぱり障害があるんだ』と心の中で思い，すごく寂しい気持ちでいっぱいだった。そのうちDも泣き出してしまった。「D，バカだなー」と言う。Dは悔しい，悲しい気持ちでいっぱいだった。Mo はグッとDを抱きしめてあげた。まもなくして「もう一回やる」と言って元気が出てきた。

4 考　察

(1) 各期の考察
第1期

　両親のいない場面では，シャボン玉の中にいるようにフワーとあてもなく歩いていく。首を横に傾け口を大きく開けて何かを飲み込むようなしぐさをしたり（授乳），おしりに手を入れてその手を鼻にもっていったり（おむつがえの匂い）する姿は，Mo と未分化の乳児期の感覚の世界に入っている様子を思わせた。このように周囲の世界を遮断するような姿と両親とかかわる姿はまるで別人であった。両親だけが，混沌とした世界にはっきりと浮かび上がっていたのだろう。はっきりと見える両親の前でだけ，自己もはっきりと姿を現すことができるといった様子であった。D君が現実世界に存在するためには，両親という世界とつながる他者につなぎとめていてもらわなければ，「個」としては定位できないのだと思われた。両親がいない場面では，D君は「個」として現実世界に存在することへの不安を回避するように，D君固有の世界に入り，そこを歩いていた。頭の中に母子共生の世界を広げ，その中をサイクリングしているようであった。こうして周囲に広がる世界から姿を消すことで，現実世界にある不安や恐怖から身を守っていたのだろう。

D君のいる世界にThはいなかった。二人が違う世界にいるので，交流できる場がない。Thの手や声は，存在しない者によるD君の世界への侵入であり，それを中に入れまいと必死に排除しているようであった。Thは，D君のいる安全な世界を突然壊す存在であった。

第2期

#5, 6は，Moを探し続けた。#6では，「Moの不在」に湧き上がる感情があふれ出た。この感情を「痛い」と表現して涙をこぼした。Thにも痛いほどD君の気持ちは伝わってきた。しかし，Moの居場所を教えるわけにはいかない，今日はがんばってThとすごしてほしいとの思いから，〈一緒にMoを探そう〉という言葉をかけた。ThがMoの居場所を知っていながら，知らない風を装うことに問題はあったかもしれない。しかし，Moの居場所を知らせておいてそこへいかないようにというのは，このときのD君には酷すぎると思われた。知らせてしまうと，今後の母親面接の場も保たれないと判断した。

〈一緒にMoを探そう〉という言葉が届いたことを契機に，ThとD君は一緒にいる，一体という感じになる。ThはD君の未だ分化されていない混沌とした感情や思いを代弁しながら共に歩いた。そして，Thに抱きついて得られる身体感覚や車の窓にうつった「自分とTh」を見たことによって，今はこの世界で「Moと離れてThといるD」を意識したと考えられる。この後に聞かれた「ココデマッテル」という発言は，Moを思い描く自己について，はっきりとThに向けて表現した言葉であった。自己と他者を対象化する力があることが窺えた。

第3期

#7では，プレイルーム内でMoを始点─終点にして車椅子を押して歩いた。#8では，自らMoからの分離を宣言するようにプレイルームから出て，車椅子でのお散歩を始めた。このとき，Moの隣に座っていたThがMoの分身のようにMoから離れ出てD君について行くと，D君は振り向いてThの姿を確認し受け入れた。このとき，Thは見られる存在として外界に浮かび上がっていると感じられた。

車椅子での移動は，制限や手伝いが少なくてすんだ。このことが助けとなって，Th はこれまで D 君とかかわろうと焦っていたことへの反省から，ゆったりとした気持ちでじっくりと D 君を見ていこうと思うことができた。こうして D 君とのプレイはゆったりとした散歩の時間という雰囲気に変わっていく。「カー言ウタネ」「ピー言ウタネ」と前を向いたままモノトーンに言う D 君であったが，そこには Mo といる D 君が見えるような気がした。いつもこんな風に Mo は D 君に話しかけながら歩いているのだ，今 D 君は Mo と歩いているのだと思いながら見つめていた。

Mo に情緒的エネルギーの補給（Mahler, 1975/1981）を受けながらお散歩の時間を広げていった。離れているときは何度も「オカーサン」とつぶやくことで，Mo と一緒にいる感覚を持ちつづけていたのだろう。また，何度も振り向いて Th と「見る―見られる」ことを繰り返した。Th に向けた眼差しが，Th からはね返ってくることで，自己がここにあることを実感していたと考えられる。振り向く D 君に Th は微笑んだり，「カー言ウタネ」と言えば〈カー言うたねえ〉と返したりしていた。セッションを重ねるごとに振り向いて Th に微笑む回数は増えていき，「カー言ウタネ」などといった言葉も，Mo への独り言ではなく Th に向けられるようになっていった。Th から話しかける言葉についても #11 からは何気ない会話の答えが返ってくるようになった。

第 4 期

D 君は，Mo や父親に動かないで'ここに座ってて'と要求した。D 君が「個」として現実世界を歩いていくためには，拠点が必要であったからだと思われる。そして，この待合室という目に見える拠点は，繰り返し D 君の目で確認されることによって，心理的拠点となって内在化され，やがてそこを通らなくてもよくなっていった。お散歩の相手は Mo ではなく，ここにいる Th になっていき，#23 では飛行機が通ると「ひこおきー」と後ろの方にいた Th に聞こえるように振り向いて大きな声で教えてくれるようになっていた。

また，この時期は Th の制限を受け止めるようになったことが大きな変化であった。一つ一つ制限を受け止めていった。制限を守ると〈おりこうさんだねー〉とほめられることが楽しみになっていき，さらに，「ユーターン」「ここは

ダメ」「人の家」などと言いながら，D君は自主的に自己の生きる枠を「ここまで」と確認していくようになっていった。

第5期

　Thの制限や承認を受けながら，安全に心地よく乗り物にのって散歩するようになる。実際には危険回避や敷地外という意味での制限であったが，D君にとっては，Moと分離した自己が，「ここまで」離れても安全だ，「ここまで」は自己の世界を広げても大丈夫だという意味での制限であったように思われる。'Moから離れ過ぎていない？''ここは安全？''まだ大丈夫？'というように振り向くD君に，Thは〈大丈夫だよ〉と微笑んで答える。Thの眼差しや表情，言葉に安心感・安全感を得て，また前を向いて進む。これは外界とそこに生きる自己に安全感を得て，「個」として現実世界に定位していく作業であったと考えられる。

(2) 遊びの意味とセラピストの役割

　D君の遊びを客観的にみれば，毎回，乗り物に乗って移動しているだけのように見える。しかし，プレイの経過を関係性という視点からみると，D君が次第にMoから離れて「個」として存在していられるようになっていく過程をみることができる。D君がMoとの分離を徐々に進めていく様子は，Mo（待合所）の前を通る回数やMoが面接日の行動によく現れた。

　山上（1999）は，長年にわたる多くの自閉症児の事例から，母親との対象関係が成立する時期から象徴機能が獲得される時期における外界探索といった感覚運動系の活動は，安全基地である母のひざにたびたび戻り，そこから情緒的エネルギーの補給を受け取ることによって全般的に活性化し，高次化していき，認知の場が体制化され始めることを示した。D君が「母のひざにもどって情緒的エネルギーをもらう」ためには，Moがいつも同じ場所に居続けてくれるということが重要であり，「待合所」の存在が大きかった。プレイ場面では，待合所が「母のひざ」となり，そこと離れている時間や距離を，D君自身のペースでゆっくりとしっかりとした足取りで確実にひろげていく作業が行われた。

　D君はMoのいる待合所を拠点として，移動する乗り物やコースを変えてい

った。徐々に拠点から離れている時間が伸ばされていく過程は，D君の心の中に拠点が内在化されていく過程であった。そして，Mo が内在化し安全基地化するにしたがって，D君は「ここまで」「ここはダメ」と，自己が安全に生きる枠を確認していくようになった。実際には人の家や坂，車の往来の激しいところという意味での制限であったが，D君にとっては，Mo を安全基地として，そこから「ここまで」離れても安全で安心だ，これ以上は危険だということを確認していく作業であった。安全という枠を築きながらその中で主体的に安心して動く自己を感じていたと思われる。車椅子を押すD君を見て，Mo は『そういえば，Dは小さい頃手押し車がとても大好きだったことを思い出しました』と言われたが，当時のD君はどんどん行きたい方へ進んでいたとのことであった。プレイでは，拠点となる Mo を待合所に座らせ，Th を連れて出発する。D君が振り向けば必ずそこにいて微笑む Th は，D君にとって「Mo から離れ過ぎていない？」「まだ安全？」「まだ大丈夫？」という不安に対して〈大丈夫だよ〉と答えてくれ，安心してまた前を向いて進んでいくために必要な存在であった。振り向けばいつも Th がいて安全を承認することが，D君が「個」として安心して外界探索するためには必要であった。

このようにD君は Mo からの分離の作業と安全感の獲得をプレイで体験していたと思われる。内在化された Mo と安全感を基盤に，「個」として現実世界に定位して外界と交渉するようになり，生活場面で適応していく様子が聞かれた。

(3) 母親との関係からセラピストとの関係への移行過程

開始当初，D君は「ここにいない Mo」といる世界の中に入りこんだ。「ここにいる Th」と過ごせるようになるには，以下のような過程を経たと考えられる。

第1期は，Th を遮断し Mo との閉じた世界へと入り込む時期であった。こうして外界に対する不安や恐怖から逃れていたのだろう。対人世界への不安や恐怖が大きい自閉症児の心理療法において，伊藤（1984）は，まず Th が自閉症児の"〈見ること〉の対象となりうるような行動をとること"が契機となると指摘している。また，山上（2000）は分離不安の強い子どもがそれを克服し

ていく様子を観察し，母子の二者関係にのみ焦点を絞るのではなく，子どものこころをひきつけ，母からの巣立ちを促す魅力的な遊びの世界が提供されることが重要と指摘している。これらの指摘からも，この時期のThは，母子の世界を守りつつ，D君に母子の世界にいながらそっと観察されるような環境の中で魅力的な行動をとることで〈見ること〉の対象となり，外界として浮き上がる存在となることが求められていたと考えられる。しかし，ThはD君にこのような環境を用意することができず，母子の世界を壊す侵入者となってしまった。

　第2期は，母子分離の場面において，「Moと離れている自己」は同時に「Thといる自己」であることを感じる時期であった。Thは，Moと離れると消えてしまう自己を消さずにつなぎとめる存在となった。ここで，D君にとってThが，母子を「引き裂く」存在から，「つなぐ」存在へと変わったのではないかと考えられる。D君が分離の痛みを体験するとき，「分離という状況をThと共有」（伊藤，2007a）することが重要であった。Thは，D君がMoを思い描けるように，Moと会いたいD君の思いを言語化するなどして内在化を促しつつ，さらにその世界に閉じずに外へと開かれるために，身体感覚などを通してThといる実感，Thといるのもよいという感じを与えることが必要であったと考えられる。

　第3期，第4期は，主体的にMoから離れ，その間をThとすごし，またMoへと帰ることを繰り返す時期であった。D君がMoとの世界から外界へと足を踏み入れるとき，ThはD君をMoから「引き受ける」という感じがした。D君が「Moに送り出され―Thに受けとめられ―Moに迎えられる」ことを繰り返すとき，Moは「D君をThに託し―待ち―迎える」。Moが心身ともに落ち着いて「待つ」ことは，Moが，D君が主体的に分離と接近を繰り返すための安定した拠点となるために重要であったと考えられる。Thは，「かかわらなければ」と無理したり，落ち着かなかったりするMoが，D君の身体とともに「D君とかかわること」をもThに「託す」ことができるように「引き受ける」ことが必要であった。

　また，この時期には，Thと積極的に「見る―見られる」のかかわりがみられるようになった。D君の身体は，Thへと向かい，受け止められ，映し返さ

れる。Thに向けた自己が，眼差しや言葉としてはね返って実感される。このような繰り返しによって自己と他者の対象化が促されたと考えられる。

　第5期は，Moが内在化され，安心してThといられるようになる時期であった。ひとりで外界にいられるためには，外界に対する安全感の獲得とそれに向かう自己の強化が必要であったと考えられる。ThはD君の分離不安に対する防衛手段となり「分離はしたものの心理的な拠り所を見いだせない宙ぶらりん状態」（山上，2000）にならないよう，D君をしっかりと抱え受ける移行対象（Winnicott, 1971/1979）の役割があった。この移行対象は，物としてあるのではなく，眼差しや表情，言葉をもち，自己を投げかければ，安全感や自信をのせて返してくれる主体として居ることが重要であったと考えられる。

(4) 遊戯療法の母親への影響

　半年あまりの間に，生活場面では，飛躍的な発達・適応をみせたD君であったが，D君のプレイは，客観的にみれば乗り物で行ったり来たりしているだけの行動であり，あまり変化はなかった。Moは，生活場面での姿とはまるで別人のようなD君のプレイ中の姿を見ておられた。どんな気持ちで連れて来られていたのだろうか。遊戯療法がMoに与えた影響を考えてみたい。

　神園（1999）は自閉症児の愛着形成と母親の意識変革との関係を検討し，自閉症児の発達に及ぼす母親の意識変革の影響は極めて大きいことを示している。また，鯨岡（1998）は，親をはじめとする養育者は，その養育が何かの理由で行きづまり，子どもと一緒のくらしが難しくなった時点で，それまでの子どもへの期待や子ども評価の枠組を変え，それによって子どもとの関係をもう一度取り結びなおすことへと移行していく，いわば養育者は「変身」を遂げると指摘する。それまで縛られていた枠組が取り除かれ，新しい枠組に変わることが，養育者には子どもや世界がまったく別様に見えるという風に実感され，その結果，子どもを変えようというそれまでの目標自体にも疑問符が打たれ，「子どもはあるがままでいい，なるようになっていく」という考え方に行きつく場合もある，と述べている。これらが指摘するように，親の意識変革「変身」は子どもとの関係を変化させ，その関係の変化が子どもを変化させるのだろう。

　本事例では，Mo自身がD君の急速な発達的変化を「6月が境目で自分の受

容が本物になったからだと思う（#11）」と話されている。その時期と遊戯療法に通い始めた時期とが一致している。ありのままの姿を出しそれを受け入れる遊戯療法のあり方に，Mo は共鳴されたのだと思われる。毎回，Mo は言葉の獲得を中心とした D 君の成長の姿ひとつひとつをとても感情をこめてエピソードとして語られたが，その喜びを Mo 担当者，Th はまさに共感して傾聴していた。そのようなことが Mo の「変身」の後押しとなり，その過程を手伝ったと思われる。

付記

　本章は，古市・神野（2003），古市（2011）を部分的に取り入れ，大幅な加筆・修正を施したものである。

第6章

事例5　周囲の世界に合わせて生きることへの不安
　　―箱庭で共存世界を作ったE君―

■1　問題と目的

　多くの高機能自閉症の子どもは，思春期に近づくにつれて，周りの子どもたちとの違いに気づき始める（水野，2002）。9，10歳の学齢期は，高機能自閉症児にとって「心の理論」を獲得する時期であることが実証されており（Happé, 1995），辻井（1999）は，「心の理論」の獲得がかえって心理的混乱を生むこと，それが対人関係のトラブルを生み出す要因となることを指摘している。猿渡・櫻井・橋本・原田（2009）は，高機能自閉症者の自伝を分析し，彼らは共通して，自分が人との関係を築くうえで周囲とは違う何かを抱えていることが"なんとなく"感じられるが，それが何であるのかをはっきりとはつかみにくい状態であることを見出している。そして，このような状態におかれつづけることで，当事者が「生きている価値がない人間」「自分は人間じゃない」と自己評価を低めてしまう結果になっていると指摘する。また，彼らが自分と人との違いに気づいていくための過程において，多くの孤独感や疎外感を感じなければならないこと，周囲との折り合いのつかなさに混乱すること，「普通」の基準に合わせられない自己嫌悪にさいなまれること，自分の存在に疑問を感じること，自分を「得体の知れない生物」ととらえて不安に襲われ追い込まれていくことなどが記述されていることを明らかにしている。
　本章では，家庭や学校で「言うことを聞かない」「暴言を吐く」「指示に従わない」といった行動がみられた，運動発達の遅れを伴う広汎性発達障害男児（9歳3か月）の事例を検討する。これらの行動の背景には，他者との違いを

認め,「周囲の世界に合わせて生きることへの不安」が推察される。本事例が他者との違いを認め,「周囲の世界に合わせて生きることへの不安」を乗り越えていく過程において,遊戯療法で展開された遊びや関係性,発達的変容について明らかにする。

2 事例の概要

クライエント：E君　インテイク時　小学4年生（9歳3か月）

(1) 生育歴
主訴（相談申し込み票のとおり）
　集団行動ができない,暴言,精神不安定,友人とのかかわり,今後の進路,必ず嫌という
来談経緯
　担任の先生の薦め
家族
　父（30代後半,高卒,会社員,おおらか），母（30代後半,高卒,パート,神経質），妹（小学校1年生）
生育歴・現象歴
　在胎37週。2,700グラム。妊娠中異常なし。陣痛促進剤使用。定頸4か月,這い始めは8か月ごろ。つかまり立ちが1歳4か月と遅れ,2歳になっても2,3歩しか歩かなかった。P病院で軽い脳性まひ（低緊張）と診断されたが,ほどなく歩けるようになった。現在,日常生活活動に特に支障はないが,全般的に機能が劣る。一方,知的な面や言葉の発達は普通の子より早かった。
　幼稚園では,運動面よりも社会性や行動面での問題が目立った。園ではひとりで砂遊びばかりしており,家庭でもひとり遊びが多かった。集団行動がとれず,幼稚園バスを待つときにも並ばないで「バスが来てから並べばいいでしょう。座る席はあるし」と先生に言うなど,口は達者だった。年中の時,園から「しつけが悪い」「おかしい」と言われ,巡回相談の医師に診てもらうことになった。そこで,「言語面はよいが行動面が悪い。ADHDでしょう」と言われ,

P病院では，精神発達の経過も診てもらうようになった。

　小学校では特別支援学級に在籍し，国語と算数は特別支援学級で，他の教科は通常の学級で受けている。通常の学級でも成績は平均より少し上だが，離席，板書を写せないこと，友人とのトラブルなどが問題になった。3年生のとき，友人を殴ったことを機にリタリンを飲み始めたが効かなかった。4年生になってから，通常の学級へ交流で行くかどうかで，特別支援学級担任の先生とよくトラブルになる。先生が「交流へ行く？」と聞くと，「ぼくの勝手だろう。ぼくには選択権がある。ぼくが行きたくないときは行かなくていい」などと強く言い張る。先生の指示に従わず，暴言をはく，大声を出す，自分の頭をたたくなどして抵抗する。また，電車で「あの人，ハゲ」と平気で言ったり，校長先生に「どうしてこんなにハゲちゃったの？」と聞いたり，女の人には「きれいですねー」と言ったりしてしまう。

　X年11月（9歳4か月），P病院で広汎性発達障害と診断される。

臨床像・見立て

　運動面では，日常生活活動に特に支障はないが，全般的に機能が劣るとのことである。脳性まひがあることは，見た目にはわかりづらいが，明らかな力の弱さや動作の遅さ，協調運動の困難さがみられる。動作，表情の変化，感情表出等すべてがゆっくりとしている。

　社会性の問題については，運動発達の障害による影響が考えられるものの，症状として広汎性発達障害の診断基準を満たしている。目は伏し目がちであいにくいが，会話による双方向のコミュニケーションが十分に可能である。話し方は特徴的で，難しい単語や文章調の表現を用いて独特の口調でゆっくりと話す。返事をするまでに衛星中継のやりとりのような独特の間がある。

(2) 知能検査の結果

　WISC-III　言語性IQ123，動作性IQ76，全検査IQ101（インテイク時　母親面接担当者が実施）

(3) 面接構造

　月1回50分間の遊戯療法。母子並行面接。中学入学後（#25）より2か月

に1回程度に変更。#1～#9は大プレイルーム，#10からは主に小プレイルーム-2を使用した。

■3　遊戯療法の経過

　X年10月～X＋5年3月（小学4年10月～中学2年3月）の全38回を対象とし，主に箱庭制作を通したかかわりに焦点をあて，箱庭の構造と内容の変化の観点から5期に分けて検討する。なお，筆者，母親面接担当者の転勤を機に終結し，その後筆者の転勤先で不定期にフォローを続けた。
　「　」はE君，〈　〉は筆者（以下，Th），『　』は母親（以下，Mo）の言葉を表す。また，〔　〕は箱庭につけられたタイトルを表す。箱庭の写真を掲載しているものには箱庭の番号に下線を引いている。

第1期　箱庭制作以前　#1～#9（小学4年10月～小学5年8月）

#1　インテイクの様子

　Thがあいさつをすると，覇気のない様子で挨拶が返ってくる。視線は斜め下のままで，全身ダラーっとしている。きっと嫌々連れて来られたのだろう。しかし，最初の数分で，このダラーっとした様子は，気持ちの表れではなく，そういう体でゆっくりしたペースの子なのではないか，と思えてくる。
　行動，表情の変化など，動きのすべてがゆーっくりとしていて，独特のペースで独特の表現をする。例えば，サンドバッグをパンチする。ほんの少しだけ揺れたサンドバッグがすぐにもどってくる。E君の頭に当たる。E君は無反応……，かと思うと，遅れて「ふふふ・・・，痛い・・・」とゆっくりと表情を緩め，ゆっくりとしみじみと話し始める。「戻ってくるねー。反撃してくるね。強敵だ。しかも自分が撃った強さだけ，はね返ってくるから，すごいパワーだ」。そして，静かに「ははは，自分に当たるということを忘れていた・・・」と言いながら，ゆっくりと立ち去っていく。Thは，不思議なE君の独特の間とペースに戸惑いながらも，なんだかおもしろい子だと，この先が楽しみになる。

話し方も独特である。「チーズとかねぇぇ，牛乳とかねぇぇ，カルシウム製品がねぇぇ，好き。特にねぇぇ，おばあちゃんの家にあるねぇぇ，カマンベールチーズがねぇぇ・・・」〈どういうところが？〉「（ゆっくりと幸せそうな顔をしてから）中からねぇぇ，トロォ〜っとしたねぇぇ・・・」と，「〜ねぇぇ」の次に「間」を入れてゆっくりゆっくりと話す。また，「家の近所のブランコは事故が多発したため禁止になった」など，難しい言葉を使って書き言葉のように話す。E君の独特のペースと間，表現が新鮮で，ThはすっかりE君モードにはまってしまう。Thもわざと難しい言葉を使ったり，詳しく表現する語彙を探しながら話したりする会話がおもしろい。

レゴブロックに落ち着く。E君はイルカをつくる。レゴビルダーはすごいという話を力説する。自分の作品を見て「こんなんじゃレゴビルダーになれない」と言う。Thが〈レゴビルダーだって最初はこれより下手かもよ〉〈レゴビルダーは何万個と作って，あれが仕事だからね〉〈私よりは，うまい〉〈すごい，イルカだー〉と励ますと，ゆーっくり笑みを浮かべ，自分の作品を満足そうに眺め，「イルカにみえる？」「先生のライオンはね・・・。ふふ・・・」。「将来の夢が・・・・。パンやさんになるつもりだったのに・・・」。Moと再会すると，「将来の夢が変わった」と報告していた。

帰り際，母親カウンセラーとMo，Th，E君の4人で立ち話。E君は，他の誰かが話すのを聞いて，衛星中継のような間をおいて，それから息をすって，話し始める。そういうタイミングなので，E君が話し出すのを待つという姿勢がないと，E君が息をすったころには，他の誰かが次のことを話している，というふうになってしまう。なかなか会話に入っていけず，聞いているだけのことや他の誰かがE君の代わりに答えてしまうということが多くなってしまう。

（ThはE君が帰った後に，軽い脳性まひがあると聞く。）

#2〜#9　プレイの様子

パズル，将棋やチェスなど。何をするにしてもゆーっくりなので，いくらもしないうちに50分が過ぎてしまう。終了を告げると，「はやすぎる〜」と嘆く。Thにも驚くほど時間がたつのが早く感じられた。きっとこんなかんじで，世の中の時間で生きているE君には今までいろんなことが不完全燃焼なのだろう

と思うと，E君が嘆く気持ちがよくわかった。E君の静かでゆっくりなペースはThにもなかなか心地よかったが，あっという間に50分が過ぎてしまい，終了を告げなければならないことが心苦しかった。

#4 Thを見ると手をつなごうとする。Thは前の時間のクライエントを見送っていたところだったので，〈ちょっと待っててね〉と言うが，「ふるいちせんせい〜，めがねの方がきれい〜」とうっとりする。〈ありがとう。いつもはめがねじゃなかったっけ？〉「あーめがねが・・・」とべったりしてくる。プレイルームに向かうときも体をよせて手をつないでくる。#9までこのように身体的に甘えてくることが続いた。

#5 かつらやメガネなどの変装グッズをつけ，「ありえない組み合わせ」とThに見せる。

#6・7 レゴの人形の首をいくつもつなげて首長人間をつくる。首が色とりどりで長くなってきたので〈あー人間でなくなってきたー〉とThが言うと笑ってくれる。〈あー光合成を始めた。葉緑素だー〉と緑のレゴを，〈あー静脈がー〉と青のレゴを渡したりすると笑ってくれ，E君も同じようにして盛り上がる。そうしてすごく長い首の首長人間ができる。プレイルームまで迎えにきたMoが首長人間の写真を撮ろうと言うと，E君は首長人間の横にねころぶ。首長人間と並んで嬉しそうに撮影してもらった。

#8・9 レゴで変な人間を作る。帽子の部分を入れ変えて変な風にして命名する。帽子を車輪に変えて「車人間」など。しだいに帽子だけでなく，足や胴体をいろいろなパーツに付け替えて命名し，「車人間は，歩かなくていい。でも○○のとき困る」など機能を言って遊ぶ。あちこちパーツを入れ替えて，「もはや，もう人間ではない・・・」と楽しそう。Thも同じようにふざける。帽子の部分を電灯に変えて〈街灯人間。暗い道でも街灯は必要ありません〉などというと，笑ってくれる。

#2〜#9 終了時の様子

毎回，終了時には長い時間渋る。

#2 次の来談日を決めると，Moに「えー，ここおもしろーい」「1か月後なんて〜」「せめて，2週間後にさあ」と訴える。#3では，ごねて，プレイルー

ムから出てくれない。通常の声かけでは通用しない。そのうち，ああ言えばこう言うというような言葉のやりとりになってしまう。「えーここおもしろいー」「50分は短すぎるー」〈家帰ろう〉「家はつまらない」〈学校もあるし〉「つまらない」〈買い物は〉「きらい」〈今日は学研行きたいでしょ〉「んー学研はおもしろいけど，今日は○○先生がお葬式でお休みだし」〈お昼ごはんの時間だし〉「朝昼兼用で食べてきた。知ってる？人間は水だけで生きていけるんだよ」など，なんとか帰る気にならないかといろいろ言ってみるがことごとく言い返される。〈先に玄関行ってるよ〉というと「どうぞ」。しばらくしても来ないのでプレイルームに迎えに行くが，また同じやりとりになってしまう。結局，〈大人だけで次の日決めちゃうことになるよ〉とThがプレイルームを出るとあわてて追いかけてきた。

#4 「母さんが来たら」プレイルームから出るという。ThがMoを呼んでくると，父親が先に入る。父親を見ると，E君は何か叫んでいた。父親が『おまえの〜はもう慣れてるわ』と大きな声で言う。Moがテキパキ，きりっと『今しなくてはいけないことはなんですか』『来月なしです』『10.9.8・・・』と，あの手この手で帰る気になるように声をかける。父親も最初は『帰るぞー』『何言っとんだー』と上から出てみたり，『ずっとここにいないから楽しいんじゃないか』と説得してみたりしている。それでもE君は「ここに泊まる」「来月まで待てない」などと言って必死で粘っている。とうとう，「ぼくには帰る場所がわからないー」と叫び嘆きだす。なんとかしぶしぶプレイルームを退出した後も，玄関まで歩きながら，ずっと「えーーーー」とぐずぐず言い続ける。そして，やっと靴をはいたと思った途端，クネクネ〜バタン！とお芝居のように倒れこみ，「ハーアアアア〜」とひれ伏して嘆く。Thは思わず笑ってしまい，〈演劇部みたい〉とMoに言うとMoも笑っていた。よろよろ〜と立ち上がり，Thに寄りかかると，「ふるいちせんせいー，もうあなたのことしかみえないんだー」と嘆く。Moは横で笑っている。『そんなこと○○ちゃんにいっていいの？○○先生にも言うよ』とE君の好きな女性の名前を出す。「ああ，もうあなたのことしか考えられないー」とThにすがる。Thは〈また来月必ず待ってるから〉と言う。

#5 「えーーーーー！」と，悲痛な叫び声をあげると，ボールプールの中に

逃げ込む。寝ころんであれこれとぼやいている。「ここに泊まる」〈ごはんないし〉「痩せてちょうどいい」〈痩せる前に死んじゃうよ〉「死んでも帰らない」などのやりとりになってしまう。全然帰ってくれない。〈先に行きまーす〉とプレイルームを出ると，そこまでMoが迎えに来ていた。Moは『かあさん待たせると罰金と言ってると言ってください』と笑って言われる。〈かあさん待たせると罰金って言ってるけどー〉と言うと，あわてて「えーーーー」と大急ぎで走ってくる。『次は火曜か水曜の午前中』と母親カウンセラーが言うと，「月曜がいいー」とMoにすがるように抱きつく。『抱きつくのは母さんでいいの？』と母親カウンセラー，Moが言うと，Thにすがるように抱きついて「月曜がいいー」と懇願する。Thは〈月曜日は古市先生の時間割じゃないから，違う先生だよ。古市先生の時間割は火曜か水曜ね〉と言うと，しぶしぶ離れて，納得しようとしている様子。ディズニーランドに行く話をしているうちに帰る気になる。

#6 『罰金制』がきいているらしく，いやいやでも比較的スムーズに終了し，玄関まで行った。しかし，玄関にいくと急にバタンと倒れこみ，「精神的ダメージが大きすぎる・・・」とうなだれる。Thに抱きつき「帰りたくないー」と訴える。最後は片手をMoにひっぱられ，もう片方をThにむかって長く伸ばし，まるで舞台俳優のような格好で帰っていく。

#8 Moは『時間どおり帰ってくるように』『人間は理性ある動物だもんね』と念を押してプレイルームに送り出す。今日は「理性ある動物」というのがキーワードらしい。しかし，終了を告げると「えー，もうそんな・・・」と言うものの一向に手を止めない。やがて「ガオー，ガオー」とライオンになって渋り始める。〈あー人間じゃなくなっちゃったー〉〈人間じゃないから理性がないのかー〉。「ガオーガオー」と言いながらレゴを作り続けている。両親が迎えにくる。「ここで死ねるなら本望だー」『死ぬならビルの上でお願いします』などああ言えばこう言う・・・をした後，しぶしぶ帰る。

#9 「ほふく前進」でゆっくりゆっくりと退室。次の来談日が決まると「また1か月も会えないー」とThに抱きつく。Moが『すみません大型犬みたいで』と言うと，「大型犬」と言いながらThにスリスリしてくる。Moが『古市先生はしつけのいい犬がいいって』『Moと妹が犬はきらいなの知ってるで

しょ。猫になりなさい』『適度な距離！』と言うと，「ねこ〜」「にゃお〜」と床に猫のようにごろごろしてThにすり寄ってくる。このように，ああ言えばこう言うというやりとりが続いていたのに，Moが『おり姫とひこ星よりもっと会える』と言うと，突然，「たしかに」と納得して帰る気になる。毎回，終了は大変なのだが，渋り方にもなかなか感心するものがあるし，理屈や表現が独特でユーモアがあり最後には大人たちは笑ってしまう。しかし，E君はあの手この手で必死に粘っていた。絶対に言うこと聞かないぞ，周りの言うとおりにはならないぞと必死に訴えているようであった。

家庭・学校での様子

「ぼくは有言不実行だ」（#2），百点をとると，「あ〜，ぼくって天才かもしれない。このテストで百点以外の点とる人いるの？」とクラスで平気で言う（#3）など，言うことをきかない様子やクラスでのトラブルが報告される。

5年生になったころから何事もネガティヴになってきた。「どーせ俺は結婚もできん。仕事できるかなー。パン屋になっても朝早く起きられるかなー」（#6）と言ったりする。担任の先生との折り合いも悪く，先生が算数をやるようにいうと「どうせやれん。やる根拠を言ってみろ」と先生に言ったりする（#9）。音楽室に行くことを嫌がったが無理に先生が連れて行ったら，音楽室のドアに突進し，頭で窓ガラスを割ってしまった（#9）。

夏休み，家族で万博に行ったとき，広くて大変なのでE君を車椅子に乗せて周った。するとすごくおとなしくて，心穏やかな一日だったという。このことからMoは『無理に身体を動かすことがストレスの一番の原因かなー』と言われる。

第2期　ハテナ（？）の世界　#10〜#15（小学5年9月〜3月）

#10　パズルをしていたが，ふと手を止める。「やめよう。時間がすぐにたつことを忘れてた・・・」と片付ける。しかしなかなか遊びがみつからない。Thが他の部屋を見てみることを提案し，見て回る。小プレイルーム-2の箱庭に興味を示し，説明を受けるとすぐに取り掛かる。

【箱庭1-1】最初に，中央にお地蔵さん，お地蔵さんの周りを恐竜の骨や蛇な

どで囲ったものを作るが，壊してゆっくりと時間をかけて【箱庭 1-2】に作り直す。右端中央に大仏を中央に向けて置き，恐竜の骨，蛇，騎手，標識など共通性のないもので囲む。

「〔ファンタスティック大会議〕。住む世界も大きさも違う者たちが集う」と得意気。「標識はなんで後ろ向いてると思う？」などと Th に満足そうな表情で説明をする。

この日は，驚いたことに終了を告げるとあっさりと退室した。

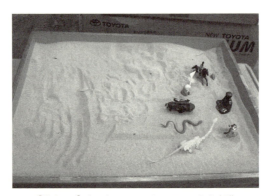

【箱庭 1-2】（#10）　ファンタスティック大会議

#11　カメラ持参で来所。箱庭を作って撮るのだと張り切っている。先回，終了渋りがなかったこともあり，Mo は箱庭づくりを応援する言葉を E 君にかけて送り出す。

【箱庭 3】中央につくられた柵の中に小さな蛇が 3 匹。右側から大蛇が「柵の中におさまりきれないー」と柵の中に顔だけ入れている。

【箱庭 4】金魚を置くと「水がない」と言う。〈掘るとこんなの出てくるけど〉「ほんとだほんとだ」と小さな池を掘る。池の中に金魚と鯨を置くと「ナノバブルがおこると川のものと海のものが共存できる」と嬉しそうな表情で言う。続いて左上に七福神のひとつ（後に神社に変える）を置くと「和のものがあるから今度は洋のもの」と右下に洋風の家を置く。恐竜（左下）の次はコンビニ（右上），と先に置いたアイテムと時代や国や世界の違うものを選んで置いてい

く。「いったいここはどこなんだ」「いつなんだ」と声を大きくして楽しそう。「海と陸と空」,「現代と古代」,「和と洋」,「現実とファンタジー」,「自然と人工」と言いながら,さまざまな世界のものを空いたスペースに散りばめていく。新しいものが置かれる度に,Thは〈おー,両極！〉〈共通点ない〜〉などと返す。E君は満足そうにニヤっと笑う。二人で「いつなんだー？」〈どこなんだー？〉と言って楽しむ。

先回,自ら箱庭に題をつけていたことから〈題は？〉と聞いてみる。「〔ハテナ（？）〕。何の世界かわからないから」。

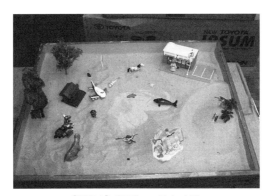

【箱庭4】（#11）　ハテナ（？）

終了時,箱庭をMoに見せるかどうか聞くと,見せたいというので,座って作品を眺めながら迎えを待つ。迎えが来ると嬉しそうに説明し,ほめられている。Moが箱庭にカメラを向けると「なんかめちゃくちゃだから」と言うものの,嬉しそうな表情。帰りはスムーズ。先回までの終了の時間とは反対に,皆が笑顔でE君を囲んで良い雰囲気である。ほんの5分ほどであるが,E君がMoに内的世界をじっくり見てもらいながら,話を聞いてもらい,受け止められる場となった。（以降も,この観賞会は毎回行われ,E君のペースで進められた。）E君は自分の思いを相手にわかってもらおうと言葉で説明し,相手はそれを理解しようとじっくり聞いて受け止めて返す,というやりとりである。皆が肯定的な眼差しでE君を囲んで笑う。E君には,このような時間が必要だ

158　第6章　事例5　周囲の世界に合わせて生きることへの不安

ったのだと思う。

#12　【箱庭5】「ありえない組み合わせ」と言ってアイテムを組み合わせ，空間を埋めていく。Th が〈変だねえ〉〈キリンとお魚が一緒に？〉〈お墓にわかめ？〉と驚いたり笑ったりすると満足そうな表情をして，次に進む。「海なのか陸なのか」と言いながら，海のものと陸のものを置いては眺め「海が多すぎるな」と偏らないようにバランスをとって置いている。〔ハテナ（？）パート2〕。

#13　【箱庭6】「ハテナ（？）の世界パート3」と言い，ニコっと笑ってから作り始める。中央左上にクリームパンダちゃんとパンダを向かい合わせて「クリームパンダ対パンダ。パンダの名前を無断で使ったので」，上部中央では骸骨とお墓を向かい合わせて「恐竜の骸骨がお墓まいりしてる」と，ひとつのまとまりができると表情を緩めて Th に簡単に説明する。Th はそれを聞いて笑ったり，感心したりしながら楽しむ。また，〈骸骨，すでに死んでいるものが一体誰のお墓参りを？しかも恐竜の先祖とはいったい・・・〉と Th がそのおかしさを理解し上乗せするようなことを言うと，より満足そうな表情をする。

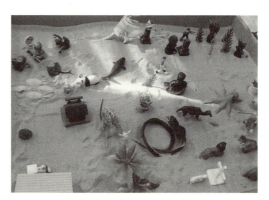

【箱庭6】（#13）　ハテナ（？）の世界パート3

#14　【箱庭7】中央左に置かれたマンションの前にブルドーザーと動物達を横一列に並べる。ブルドーザーがマンションを解体。「偽造マンションなので壊してる」タランチュラをマンションの上に置き「実はタランチュラはここに

巣をはっていたのだが」「ぼくの巣が壊される。どこに住めばいいんだー」とタランチュラは箱庭から飛び出しThに巣を作る。

【箱庭8】「さあ，〔ハテナ（？）の世界〕」と言って作り始める。中央では鉄砲を持った人間が恐竜を撃ち，倒れた恐竜をブルドーザーが「死体処理」する。「和と洋」「海と陸」などを意識して置いていくが，右下部に「不気味」な木を置くと眺めて，この雰囲気を消すものを置きたいという。明るいイメージのアイテムを見つけては木の近くに置き，その度に二人で眺める。「ん〜，まだ不気味だ」，〈これでもダメだねえ〉，「ピエロでさえもこの木に（負ける）」，〈この木の影響力はすごいねえ〉，「何を置いてもこの木が（笑）」〈なんて不気味なんだ〜！〉と，二人で感想を言い合い，不気味な木の存在を楽しみながら，均衡がとれたかどうかを確かめていく。

#15 【箱庭9】「海のものが少ないな。平等にしたいんだ」と海のものを探す。Thも一緒に探す。全体を眺めてバランスをとりながら置いている。「〔ハテナ（？）の世界，パート・・・〕何かな？」。

学校や家庭での様子

　Moによると，5年生の2学期から『何か憑き物が落ちたみたいによくなってきた』とのことである。担任の先生も来所され，2学期より指示の通りがよくなり，パニックも減ってきたとの報告がある。

第3期　普通じゃない変な世界の創造　#16〜#20（小学6年4月〜10月）

#16 【箱庭10】上部中央には銀座交番と書かれた交番，その左横にコンビニ。コンビニの屋根に奈良の大仏を乗せて，店前に雪女を置く。「銀座交番の横にコンビニ奈良店。雪女が買い物にきた（笑）」。左下部には看護婦さんの家を作り「看護婦さんの家。洋館に日本風の塀。車はブルドーザー。センス悪い（笑）。表札は茄子（ナースだから）（笑）」と，変なことを思いついた，という様子で嬉しそうに説明してくれる。Thが〈それは変だね〜〉と笑ったり，変なところをつっこんだりするようなコメントをすると，E君は満足そうな表情をして，次のアイテムを探す。

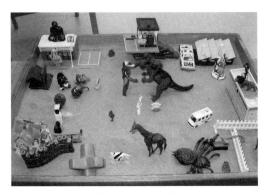

【箱庭 10】(#16) 題なし

#17 【箱庭 11】中央に柵を作り，中に妖怪風のものを置いていく。「動物じゃないものを扱っている牧場。しかも柵がひとつだけ変」と言いながら，変な牧場を作る。他にも変なコンビニ（左上）など，「変な○○」をいくつか作っていく。Th が〈それに，ここが特に変だよね～〉と変なところを探してコメントすると，E君は嬉しそうな表情を浮かべて「それに，ここも・・・」とイキイキと声を弾ませて説明を加える。作り終わると，全体をしみじみと眺め，「変わったやつが多いな。困ったやつが多い。普通じゃない。ま，いつものことだけどさ。いつも以上だー。もっと普通じゃなくしよう。」「まともなやつはいなーい。何もかもが普通じゃない。どうせなら普通じゃないほうがいい」と歌うように言う。

#18～#20 「ダメだ，浮かばない」(#18)，「創作意欲が・・」(#19) と箱庭を作れないと言う。大プレイルームへ。

レゴブロックで「首長人間」を作る (#19, 20)。レゴ人形に首だけをどんどん足して長くしていく。二人で首長人間が困ること，じゃあどうしたらいいのか，ということを言い合いながら，共同作業で首をつなげていく。「あいさつしたらどうなるんだろう」〈ぶつかって失礼〉「せっかくあいさつしても，失礼になるよ」〈良かれと思ってしたのに〉「でも，あいさつしないと失礼だし」〈したらしたで失礼だし〉「あ～どうやっても失礼に（笑）」／〈どんな家に住んでるんだろう？〉「ドアから入れない」〈この世はこんな人のためにできてな

いからね。皆の首が長いとドアの形とか違ってくるんだろうけど。〉「どこに住めばいいんだ〜」〈地下は行けるかな？下るのみ。こうやって〉「いいねえ。それいいよ〜」／「どうしても上から見下ろしてしまうから失礼だね〜」〈どうしても'上からもの言う'みたいになっちゃうね〉「見下してるかんじになっちゃう（笑）」首を付け足しては眺めながら，このような会話をゆっくりとしていた。

学校や家庭での様子

#18〜20では，調子の悪さが報告される。#18，席につけと友人にいわれ，「運動しか能力がないやつに言われたくない！」と言い合いになり，パンチした。仲裁に入った女の子にもパンチしてしまった。よく腹痛を起す。#20，あきらめることに凝っている。白線の上しか歩けない，遠くでも車が見えるとわたれない，制限速度は守らないといけないなどの気持ちに，自分の中で折り合いをつけることにがんばっている。

第4期　〇〇対△△　#21〜#22（小学6年10月〜12月）

箱庭の領域を2つにわけ，それぞれの属性に合うアイテムを並べて向い合わせる。
#21　【箱庭12】蛇やお化けなどをホラーに属するもの（奥），大仏やロボットなどを正義に属するもの（手前）として振り分け，中央に向けて並べていく。

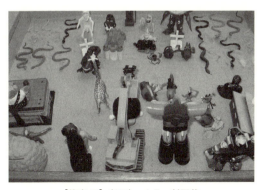

【箱庭12】（#21）　ホラー対正義

〔ホラー対正義〕。

#22 【箱庭13】アイテムを手に取り，右側に「これは，悪」左側に「これは最強の善」と判断し，「5対5」になるよう向かい合わせに並べていく。Thは〈たしかに，色が怖い〜〉〈この顔は，悪に違いない〉と同調する。また，「これは善か悪か？」とE君が手にしているアイテムを二人で眺めながら〈そうだねえ。この顔は一見，善。しかし色が悪っぽいし〉「それにこのあたりが悪」などと言って楽しむ。〔善対悪〕。

学校や家庭での様子

全体的に落ち着いてきた。通常学級で授業を受けることが増えていった。

図書館で本を読んでいるとチャイムがなった。司書教諭に教室に戻るように促されるが戻らない。戻らないとこれから図書室入室禁止だと先生に言われると「やれるものならやってみろ」と言った。担任の先生より'これからは絶対に暴言を吐きません'という誓約書をかかされたが，E君はなかなか署名できなかった。「ぼくの性格からいって，"絶対"は無理」と言った。

第5期　境界　まとまりのある空間　#23〜#35（小学6年1月〜中学2年12月）

数個のアイテムから構成されるまとまりのある独立した領域を数個作っていく。

#23 【箱庭14】中央左には，柵の中におばけ，鬼，ドラゴンなどがいる〔ファンタジーファーム〕，左上隅には，病院を2つ横に並べ，病院の屋上に医者のゴリラと騎士，前に患者のウルトラマンたちが順番待ちをしている〔病院激戦区〕，というように，まとまりのある場所を作り，名付けていく。眺めているうちにストーリーを思いつく。「〔病院激戦区〕。ウルトラの母，今からタローを産みに行く。タローが生まれた。こっちはゴリラの先生，こっちはこの（かっこいい騎士）先生。母はこっち（騎士）を選んだ（笑）」。Thは，E君の話を楽しんで聞きながら〈母，かっこいいからって選んじゃった（笑）〉〈ゴリラの方が腕がいいかもしれないのにねえ（笑）〉と笑いで返す。E君はThがこのように返すコメントを嬉しそうに聞いている。

#24 【箱庭15】下部左（墓地），左下（コンビニ），左上（家），上部中央（学校），右上（病院）と枠の周囲にそって5つのエリアを作った後，各々のエリアにそぐわないものを置いていく。例えば，学校の前に強盗を置き「学校に強盗。場違い，すごいなー」と言う。眺めてみてその場違いな感じに自分でも感心しているようである。Th も〈うわ〜，場違いすぎる〜〉としみじみと感心している様子をおおげさな口調と身振りで表現する。「間違い探しならず，〔場違い探し〕」。〈（名づけが）うまいね〜〉。

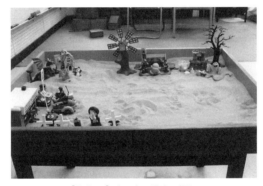

【箱庭15】（#24） 場違い探し

#25 【箱庭16】「ミスマッチ」「仲間」「時代を越えてる」「場所を越えてる」と言いながら，いくつかのアイテムを組み合わせて置いていく。最後には「なんか今日ごちゃごちゃしちゃった」と顔をひきつらせる。〈題名は？〉と聞くと，かなり考えてから下部中央に横断禁止の標識を置いて「これ」と言う。〈〔横断禁止〕か。たしかにどこも横断できそうにないね〉とコメントすると，E君はThがうまく話をつなげてくれたというようにほっとした表情をみせ「どこも渡れない。ここもここも……」と指で砂に道を書く。

#26 【箱庭17】中央には「アンパンマン軍（左側）vs. バイキンマン軍（右側）」。四隅にもそれぞれ小世界を作る。右上隅は学校。屋上に天使が置かれ，学校に向かって妖怪，ピノキオ，蛇，モアイ像の生徒達が縦一列に並んでいる。「学校に向かういろいろな生徒達。アラブ系，キリスト系……」「一番生徒らし

いのはピノキオ。こんなもの（戦車）も学校に（笑）。天使は先生」。

#29 【箱庭19】右上部，右下部，下部中央，左下部，左上部と枠の周囲にそって「5つのゾーン」が作られた。「ロシアゾーン」（左下部）には日本の城，病院（左上部）にはお坊さんというように合わないものを組み合わせる。Thが〈おっ！共存〉などと言うと嬉しそうな顔をする。また，〈病院にお坊さんか。いつ死んでもいい・・そんな病院ってはやるかな（笑）〉とミスマッチをうまく言葉にすると声を大きくして「極めつけは，これ！」とさらにそぐわないものを置いて自慢げに説明を加える。下部中央のゾーンは「大仏，イスラムのお土産，自由の女神・・・。ここどこ？（笑）・・・。共存してる」と満足そう。最後に空いていた中央の空間に木とボーリングを置く。

#30 【箱庭20】似たものを集めて，いくつかの「ワールド」を作る。右上部には，蜘蛛やサソリ，ゴキブリなどを置いて，「陶器」の塀で囲う。「ここ（左上）は，海のワールド。ここ（右上）には陶器の'守り'がある」〔ジャンル別大戦争〕。

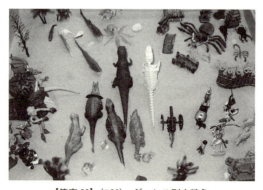

【箱庭20】（#30） ジャンル別大戦争

#31 【箱庭21】右上部に南国風の木で囲われた墓地を作り，〔トロピカル墓地〕。下部中央では針葉樹に囲まれて俳人が「俳句詠んでる」〈どんな？〉「針葉樹，とがる葉っぱは世のごとし」「人の心もとんがってるってこと（笑）」。

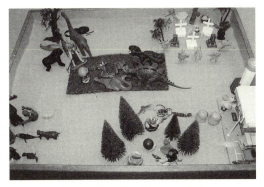

【箱庭21】（#31）　トロピカル墓地

学校や家庭での様子

　中学では落ち着いて過ごしている。本人が周囲についていけず困ることは多くあるが，トラブルはない。特別支援学級に入学したが，体育以外は通常の学級で落ち着いて過ごせたため，中学2年から通常の学級に移籍。

第6期　間をつなぐものの出現　結合　#36～38（中学2年1月～3月）

　全体を1つの戦いの場面にし，対立する両者の間に仲介者を置く。
#36　【箱庭25】左右に分かれて両軍が向かい合う，戦いの場面。両軍の間の

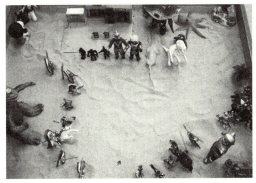

【箱庭25】（#36）　仲裁

奥側に仲裁軍が横一列に並ぶ。「見て。〔仲裁〕」。Th が〈こうやって仲裁してる〜〉と仲裁軍が腕を斜め下に広げて仲裁しているようにしていることに気付いて興奮すると，満足そうな表情をする。

#38 【箱庭26】中央に2つの怪獣が向かい合う闘いの場面。両者の間の奥側に倒れたカメラマン（手前）と警察（奥）を置く。「〔怪獣大戦争〕。人（カメラマン）は巻き込まれた。警官は怪獣に向かっている」。

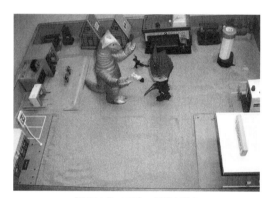

【箱庭26】（#38） 怪獣大戦争

4 考　察

(1) 各期の考察
第1期

　E君のゆったりとした動作と独特の口調は，プレイルームをすぐにE君独特の世界にした。特に生活世界と違うのは，時間の流れ方である。E君と同じペースでゆっくり過ごしていると，Th にも50分間があっという間に感じられた。E君が，自分の内側から流れる時間のペースで生きると，生活時間の50分は短すぎた。E君の内的な体験時間と外に流れる時間の速さにはズレがあった。

　終了時刻になりプレイルームが日常生活の場へと切り替わる時，このことは

特に実感された。帰らないと主張するE君の姿は，生活場面でいかに人との関係や現実適応に問題を抱えているかがあらわになる場面であった。E君は自己が内側から生きる世界を必死に守るため，暴言や，'ああ言えばこう言う'という方法で，周囲からの干渉をはねのけているのだと思われた。運動の遅れがあるE君には，言葉が頼りであり武器であった。周囲からの干渉を必死にはねのける姿には，周囲の世界に合わせて生きることへの不安が感じられた。周囲に広がる世界とズレる世界に生きるE君が，周囲の世界に合わせて生きるということは，自己が内側から生きる世界が支配されてなくなってしまうことであったのではないだろうか。

レゴ人間作りでは，人間の身体の自由―不自由がテーマになる遊びであった。E君とThは，人間の身体を改造して自由―不自由を裏表に持つ人間を作り，相手にそれを納得してもらえるような作品と説明を目指した。生活場面ではネガティヴな自己像が語られ始める中で，このように「○○人間はこんなところがいい，しかし，こんなところは困る」という遊びを通して，一人の人間が生きやすさと生きにくさの両方を持ち合わせていることを語りあえたことは，自己を肯定的にとらえる気持ちを支えたと思われる。

第2期

E君の箱庭は，「住むとこも大きさも違う」ものたちが集まり，大会議を開くところから始まった。同時に存在しないものを意識しながら，ひとつひとつ境界を取り払うように，万物が箱庭の枠の中に集められた。境界がとりはらわれ，融合してひとつになった世界は，さまざまなものが入り混じる混沌としたわけのわからない「ハテナ（？）の世界」と名付けられた。Thは，これはE君が感じてきた外界に対するイメージであり，E君はこのようなわけのわからない「ハテナ（？）の世界」を生きてきたのだろうと感じた。#11で表現された「柵に収まりきれない―」という蛇の叫びは，周囲と折り合えないE君の叫びであり，その後，学校や家庭での適応がよくなり始めると，偽装マンションを出てThに巣をはる蜘蛛（#14）が表現されたが，これは，Th（人）との関係に巣をはって生き始めようとしているE君が表現されたものと感じられた。

第3期

　「変な〇〇」「普通じゃない△△」が作られていった。E君の「普通じゃない」発想に対して，Thは，次はどんなアイデアが出てくるのかと楽しみだった。幼い子どもは，ふざけて「変な」ことをしたり，大人からみればおかしな言動をしたりして，思わず大人を笑顔にするが，ThはE君とのやりとりの楽しさをこの関係性で味わうものに似ていると感じていた。E君は，「普通じゃない」ことを思いつくことをThに〈おもしろい〉と肯定的に受け止められる中で，安心して自分を肯定的にとらえるようになり，その感じを「どうせなら普通じゃない方がいい」（#17）と表現したのだと思われた。

　#19の首長人間では，やりとりとしては箱庭と同じことが行われており，箱庭を通して共有世界を形成してきたことを確認することとなった。

第4期

　まず，一つの境界が定められてから，それにしたがってアイテムが置かれていった。E君は，アイテムを手にしては眺め，判定を下すようにいずれかに振り分けていった。この様子から，外界の枠に収まりつつ，そこに主体としてかかわるE君が感じられた。Thには，E君が外的な基準やルールに向き合い，自ら考え判断して従っていこうとする姿に見えた。外的世界に圧倒され，反発して退けるのではなく，内側から外側へと向かっていく姿に感じられた。Thは，ひとつひとつの判断を信頼し承認するような言葉や表情を返した。

第5期

　まとまりをもつ独立した小世界がいくつか作られた。各々の小世界の中は「共存」によってひとつのストーリーをもつ世界であり，それらの小世界が全体としていくつか共存している。本来異なる世界のものたちが，ひとつのまとまりとなって小さな世界で共存している。また，小世界と小世界が大きな世界の中で共存している。あえてそこに「場違い」なものや異質なものを置くことで，現実におけるその場のもつ特性が，かえって強調されるようであった。

　#30では，蜘蛛などの不気味なイメージのエリアに頑丈な「守り」の枠がつけられ，世界は多種多様なものが安全に共存できる世界になったのだと感じた。

第6期

　全体を使って一つの闘いの場面が作られ，対立する両者の間には，仲裁者やカメラマンなどが置かれた。さまざまなものが入り混じる未分化な世界（第1期）を，分化させ（第2〜5期），最後にはそれらをつなぐものを出現させて，分化しているが結合しているひとつの「共存」世界としてまとめたように思われた。

　以上のように，E君の箱庭には，世界に存在するさまざまなものが入り混じる混沌とした世界を「同質―違質」「普通―奇異」などの相対性を軸に，組み合わせたり，分けたり，対立させたりしながら，それらが共存するまとまりのある世界へと変化させていく過程をみることができる。これは，E君が世界を理解してきた過程であり，箱庭のうえで自己の生きる世界を整理し，確かめながら歩み直していたのではないかと思われる。

(2) 内側から流れる時間を共に生きる体験

　来談当初，E君の内側から流れる時間と周囲の人に流れる時間の速さにはズレがあるように感じられた。E君は，過激な言葉で外の時間の流れをはねのけて自己の生きる世界の流れを守っているように思われた。

　プレイルームでは，E君時間とでもいうような時間が流れた。ゆっくり，間をとって動いたり話したりするのが「普通」の世界であった。ThもE君から流れる時間の中で過ごした。E君と同じように動いて話していると，50分がいつもより早く過ぎていった。最初の頃は，時計が狂っているのではないかと確認したこともある程だった。それでも，50分たてば終了しなくてはならない。これでは，1時間ドラマをスロー再生で見ているのに1時間たったら終わり，と言われているようなものだ。まだ，半分しか見ていないのに，という感じだろう。E君が「はやすぎる〜」と言う気持ちがよくわかった。今までいろんなことを不完全燃焼のまま，外の世界の流れに合わせて終わらされてきたのだろう。

　E君時間の中で，E君とThは，難しい表現や書き言葉などを交えながらおしゃべりして笑う，という楽しいときを過ごした。Thは，E君の独特の話し方や表現をおもしろいと思ったし，Th自身がうまくE君っぽく話したり表現

したりできると，純粋に楽しかった。E君とThは，互いに新鮮な間合いで，言葉や笑いのニュアンスを共有し，ズレない関係を過ごした。E君の内側から広がる世界の方にThが参入することによって，E君はThとの共有世界を生きる体験をした。

しかし，日常生活の時間の中では，E君は他者とのやりとりのテンポやリズムにスムーズに入っていけない。人が言っていることやしていることを理解するのに遅れはないが，それに応じて言葉を発したり，身体を動かしたりすることに遅れるので，他者とのやりとりにおいて間が合わない。他者がおのずとE君に合わせる配慮をするほどの見た目の不自由さもないので，E君は，他者とのやりとりにおいて間が合う，かみ合うという関係を十分に経験してこなかったのではないかと思われた。時間の流れが他者と重ならない世界を生きてきたのだろう。このような，他者との間合いのズレ・かみ合わなさが，E君が他者との共有世界に生きていくことを難しくさせてきたように思われた。E君の自閉的症状は，このように人との共有世界に十分に生きることができないままに身に着けてきた行動様式ではないかと考えられた。

(3) 発達障害児の箱庭療法における体験の可能性

発達障害の子どもに対する箱庭療法の事例研究は少ない。この要因のひとつには，発達障害をもつ子どもの箱庭は，木村（1985）の事例のように固定したパターンやテーマが続き象徴性の高いものを見出すことが難しいということがあげられるだろう。従来のこのような見解に関して，河合（2010c）は，象徴や物語が大事な箱庭療法は発達障害には通用しないとするのではなく，発達障害の箱庭から箱庭の見方や使い方を変えることができると指摘している。また，吉岡・古田（2011）は「（自閉症児は）イメージ創出能力よりもイメージを共有化する能力に問題があり，それにはセラピスト側の関与が可能であると考えると，セラピスト側の共感的働きかけによって，豊かな展開を見せることも可能」と述べ，「『箱庭』が通常の箱庭療法とは異なる独特な利用のされ方をしながら，にもかかわらず『箱庭』の本質を見事に物語っている」事例を報告している。これらが指摘するように，発達障害への箱庭療法では，クライエントの発達的な問題や課題に応じた箱庭の見方や使い方，セラピストの働きかけが必

4 考 察　171

要となる。ここでは，従来の象徴解釈とは異なる視点からE君が箱庭制作を通して何を体験したのかを検討する。

①情動調律による他者と共にある実感

　E君と同じペースで過ごしていると，Thには50分間がいつもよりも短く感じられた。E君の内的な体験時間と外に流れる時間にはズレがあり，このことが，E君が他者との共有世界に生きることを難しくさせてきたように思われた。

　箱庭作りは，E君の内側から出てくる時間の流れにそって一定のリズムを刻むように進められた。Thは，今ここに流れているE君時間とでもいうべき時間を共に感じながら，その流れを大切に守りながら過ごした。E君は，内側から出てくるイメージにあうアイテムをじっくりと探し，ゆっくりと箱庭に置く。そして，それを眺めると，「恐竜の骸骨がお墓まいりしてる」(#13)「動物じゃないものを扱っている牧場。しかも柵がひとつだけ変」(#17)などとThに簡単に言葉で説明する。このとき，言葉とともにE君の声の調子，少し変化する表情や姿勢などから'うまくできた''嬉しい''楽しい'というような情動がThに伝わってくる。Thは'やったね，うまくいったね''嬉しいねえ，楽しいねえ'というように〈変だねえ〉(#12)〈おっ！共存〉(#29)などと同調，共感，承認の言葉を返す。また，〈骸骨，すでに死んでいるものが一体誰のお墓参りを？しかも恐竜の先祖とはいったい……〉(#13)とE君の言葉を補足したり，身振りや表情を交えて大げさに表現したりして返す。するとE君は，満足そうな表情をしたり，さらに話を広げたりして，また次のアイテムを探し始める。このようなやり取りの中で，E君はThの反応を通して，自分の表現したいことを確認したり，明確にしたりしていた。また，Thの反応に満足し，安心して，次へと進む力を得ていたように思われる。このように，表現したいことを明確化させ，わかってもらえたという満足感や安心感を与え，快の情動を一層強めるというかかわりは，母親の赤ちゃんに対する「情動調律」(Stern, 1985/1989)の役割をしたと考えられる。

　「情動調律」は，赤ちゃんと母親の間に見られる特徴的な情緒的相互交流のパターンであり，例えば「生後9か月になる女の子が，あるおもちゃにとても

興奮し，それをつかもうとする。それを手にすると，その子は"アー！"という喜びの声を上げ，母親の方を見る。Moもその子を見返し，肩をすくめて，ゴーゴーダンサーのように上半身を大きく振って見せる。その体の動きは，娘が"アー"と言っている間だけ続くが，同じくらい強烈な興奮と喜びに満ちている」（Stern, 1985/1989）という場面に表される。すなわち，「内的状態の行動による表現形をそのまま模倣することなしに，共有された情動状態がどんな性質のものか表現する行動」（Stern, 1985/1989）であり，これは，「自分の内的な主観的体験が，自分以外の人と共有可能であることを知ることを促進する」（森，2010）。

この状態・体験は，「前言語的レベルにおける乳児の，他者と〈共にある〉体験の主要な様式」（森，2010）とされるが，E君のような広汎性発達障害をもつ子どもには，前言語的レベルでの直接的な情動のやりとりは難しく，十分にこの体験を積み上げてきていないと考えられる。本過程においても，言語的なやりとりが相手の情動を感じ─感じられることを助けており，このことによって豊かな情動調律場面が展開されたと考えられる。

②共同注意による共有世界の形成と展開

自閉症児には共同注意に障害特有の問題があることが従来，臨床的にも実験的にも指摘されてきており，臨床上では，それが自閉症児のかかわりにくい印象を強める一つの要因となっている（別府，2002）。共同注意は，対象に対する注意を他者と共有する行動であり，通常の発達でいえば生後10か月から1歳ごろに獲得され（別府，2002），「心の理論」や「言語獲得」などの発達に決定的な影響を与えていると考えられている（大神，2006）。自閉症児の他者理解やコミュニケーションの発達には「通じ合えた感覚を持つ際に共同注意の状態を作れることが重要である」（別府，2002）ことが指摘されてきている。

山田・納富・黒木・田代（2002）は，アスペルガー成人男性の箱庭療法において「彼と同じ世界を体験しているという実感は乏しかった」が，症状軽減の効果があったのは「クライエントの作った箱庭を治療者が一緒に見ながら味わうという関係の中で，共同注視を通して視覚的な一体感が生じ（中略）治療者と患者の間にこのような視覚的一体感が生起したことで，箱庭治療が展開した

のではないか」と考察している。このように，箱庭療法が「面接室という守りの中で，箱庭の場という第3の領域を視覚的に共有することが可能」(伊藤, 2007b)であることは，発達障害臨床において重要な視点であろう。

　本事例においても，「箱庭」によって安定した共同注意の状態が維持されたことが，E君とThのかかわりを安定させ，展開させたと考えられる。E君は，箱庭を置くと「ここは，海のワールド。ここには陶器の'守り'がある」(#30)，「見て。仲裁」(#36)などと，Thに'見て，すごいでしょ''見て，おもしろいでしょ'というように説明し，Thから反応をもらうと，それに満足して次に進む，ことを繰り返した。また，二人で箱庭を眺めながら，「ん～，まだ不気味だ」,〈これでもダメだねえ〉(#14)，「動物じゃないものを扱っている牧場。しかも柵がひとつだけ変」〈それに，ここが特に変だよね～〉「それに，ここも……」(#17)などと，コメントし合いながら進められた。このように，視覚的に共有する「箱庭」についてのやりとりが繰り返されることによって，E君とThに通じ合えた感覚が生まれ，E君とThとの共有世界が形成・展開されていったと考えられる。

③言葉が自己や他者とつながる実感

　通常，言葉は乳幼児期に人や物に身体ごとかかわりながら習得されていく。E君は，この時期に，運動発達が遅れ人とのかかわりが薄かったにもかかわらず，言葉の発達は早かったという。このことから，E君の言葉は，身体や他者との関係に根を深く下ろさず，知的な力によって習得されてきたところが大きいと考えられる。このような知識的言葉は，文章的でお芝居のような，おおげさで過激な表現であり，どこか不自然な印象を受ける。運動や人との関係の発達に遅れがあるE君にとって，言葉は頼りになるものであったと考えられるが，その言葉が身体や他者とつながらない，そういうわけのわからない世界を生きてきたのではないだろうか。当初，E君の言葉は思いをのせて表現しあうものというよりも，外的に反応するものとして使われているように感じられた。「ああ言えばこう言う」「暴言」という形で，表面上で言葉だけが行き来し，E君の言葉は内面や他者とつながらないところで，もうひとつの世界を作っているようであった。

Th は，E 君に合わせてセリフ口調や難しい表現を使った会話をするのが楽しかった。まるで「赤ちゃん言葉」や「家庭内言語（家庭内だけで通じる独自の言語）」（古田，1999）で母子が独特の二人の世界を作っていくように，「E 君語」によって E 君―Th の独特の世界が作られていった。

箱庭作りでは，E 君は箱庭に表現したものを言葉で説明したり，題名をつけたり，名付けたりしていった。それを受けた Th が〈なるほど，それ，いいね〉〈これは○○なんだね〉〈うまいこと言うね～〉などと返すと，E 君は満足そうな表情をした。箱庭療法は本質的に非言語的な表現技法であり，言葉にならない生のイメージ体験をそのまま味わい持ち抱えることに治療的な意義があると考えられている（弘中，2007）が，本事例においては，内なるものに言葉をのせて，言葉を通して相手にわかってもらえることの快さを感じることが重要であったといえる。このことは，E 君に言葉が身体や他者とつながることを実感させ，言葉を「外的世界に反応するもの」から「内的世界を表現するもの」へと変化させる作業であったと考えられる。

④自己と世界の対象化，主体としての実感

E 君は，「こんな感じのものないかな」とアイテムを探し，それを置くと箱庭の全体を眺めて，その雰囲気を感じたり，バランスをとったりしながら，世界を創造していった。伊藤（2007b）は「自閉症児の遊戯療法に見られる自己形成過程において，彼らが箱庭の砂箱に入りこむことがあるように，この二重構造は，重要な守りとなると同時に，自己を対象化するための枠ともなる」と述べているが，E 君にとって，ゆっくりと自分の内側から湧いてくるイメージに従いながら，選び，置いたアイテムは，自己の見える形といえる。そして，それを眺めることは，自己を対象化する作業であったと考えられる。

また，本事例では，これまで身体の位置から感じてきた無限に広がり押し寄せてくる世界を箱庭の枠内に収め，その全体を視野に収めて上から眺めるという，自己―世界の関係における視点の転換が行われており，このことによって，自己と世界の対象化が促されたと考えられる。そして，その世界を Th に認められながら自由に創造していくという体験は，「世界に動かされる感じ」を生きてきた E 君に「世界を動かす感じ」，すなわち主体としての実感を与える作

業であったと考えられる。

付記
　本章は，古市（2013）を中心に，加筆・修正を施したものである。

第7章
総合的考察

　第2章から第6章では，本書が考える「『自閉症的不安』を乗り越える」遊戯療法とはいかなるものかを5つの遊戯療法事例で示し，各々の事例について考えられる「自閉症的不安」とは何か，それを乗り越える過程において展開された遊びや関係性，発達的変容について明らかにしてきた。本章では，これらを総合的に検討し，「『自閉症的不安』を乗り越える」という視点から見た，「課題2　生活における遊戯療法の場の特性」，「課題3　セラピストの積極的関与のあり方」について考察する。

　最後に，総括として「『自閉症的不安』を乗り越える」という視点からみた遊戯療法の臨床的仮説モデルを提示する。

■1　5つの事例の遊戯療法過程のまとめ

　ここでは，各事例が遊戯療法過程において，どのような「自閉症的不安」を乗り越えて行ったのか，また，それに重要であったと考えられる遊びや筆者（以下，Th）のかかわりについて整理する。

A君（第2章　幼児期後期〜児童期前期　知的障害のある自閉症）
　A君が遊戯療法過程で乗り越えようとした「自閉症的不安」は「感覚やモノへの不安」であった。A君には，「トイレにこだわる」「シャワーを怖がる」といった問題があったが，遊戯療法過程では，A君がこれらに主体的に立ち向かっていく姿がみられた。A君がこれらに主体的に立ち向かっていくためには，ThがA君の「不安に立ち向かう安全基地」になることが必要であった。
　ThがA君の「不安に立ち向かう安全基地」になるためには，A君の始めた

遊びをThが相互的対人的になるようにしながら，A君に快の情動をもたらし，高め，共有することが重要であった。A君はこのようなThとの遊びを通して，母親との間で歩んできた過程をなぞるようにしてThへの愛着を形成し，Thを「不安に立ち向かう安全基地」としていった。母親との関係の中で歩んできた過程をThとの関係形成においてなぞる体験は，A君のアタッチメントネットワークに新たな人が加わるだけでなく，すでに形成していた母親との内的ワーキングモデルを補強しA君の中により濃く位置付けることになったと考えられた。

B君（第3章　乳幼児期　高機能自閉症）

　B君が遊戯療法過程で乗り越えようとした「自閉症的不安」は，「規則性のない『人』とかかわることへの不安」であった。B君には，来所当初，「人の世界で小さくなっている」姿が見られ，後に「数字にこだわる」といった行動が問題となった。B君が規則性のない「人」の世界でも小さくならず，主体的に「人」とかかわっていくようになるには，規則性のある「数字」が「人」との架け橋となる必要があった。

　「数字」が「人」との架け橋となるためには，Thが規則性のある「数字」を用いた遊びを積極的に提案しながら，B君と「数字」の魅力を共有することが重要であった。ThがB君の「数字」の世界を肯定的，共感的に共有することによって，「自閉対象」としての「数字」は「移行対象」としての「数字」へと質的に変換されていった。B君は，このようにThとの「数字」でつながる遊びを通して，「数字」を「現実への防壁」「人と人とをさえぎる役割」から「現実への掛け橋」「人と人とをつなぐ役割」へと変化させていった。日常生活でも規則性のある「数字」を媒介にして，主体的に「人」とかかわりを持ち，集団生活に適応していく様子が報告された。

C君（第4章　幼児期　アスペルガー症候群）

　C君が遊戯療法過程で乗り越えようとした「自閉症的不安」は，「母子の外の世界への不安」であった。C君には，「激しい癇癪を起こす」「母親に過度に密着する」といった問題が見られた。遊戯療法は母子同室で行われたが，C君

は母子二人の世界から出てこようとせず，外の世界からの刺激を激しい癇癪ではねのけた。C君が母子の外の世界へと生きる世界を広げるためには，外界が魅力的で安全であることを体験することが必要であった。

　この状況を大きく変えたのは，母子分離が試みられたことであった。ThはC君の分離という状況において，外界にさらされる恐怖の感情を，外界の代表・表象として抱えつつ，共に外界の物に肯定的な目を向けられるように促しながら歩いた。このことによって，C君は，感情を自己の内側へと収めていく体験や外界が安全であることを体験した。これを契機に，C君は母子の世界から出てThに向かってきては，母親のもとに返ることを繰り返すようになった。このとき，Thは，向かってくるC君の身体を眼差しや言葉によって肯定的に映し出し，C君に，肯定的な自己と，自己と外界との肯定的な関係を実感させることが重要であった。

　またこの過程では，母親がC君の激しい癇癪から生き残り，閉塞的二者関係を打ち破ることも必要であった。母子同室で行われた本事例では，Thは，C君の激しい癇癪という破壊から母親が生き残る過程を伴走しながら支え，閉塞的二者関係が破られる瞬間に立ち会い，母子を抱える役割を担ったと考えられた。日常生活でも母子の外の世界へと生きる世界を広げ，友達関係を築いていく様子が報告された。

D君（第5章　幼児期後期　広汎性発達障害）

　D君が遊戯療法過程で乗り越えようとした「自閉症的不安」は，「『個』として世界に存在することへの不安」であった。D君には当初「両親がいないと現実世界から姿を消すようになる」という問題があった。D君が両親と離れても世界に定位し外界とかかわっていくためには，「対象の内在化」と「自己の対象化」を進めること，また外界が安全であることを体験することが必要であった。

　Thは，D君の分離の痛みを共有し抱えながら，母親を共に探して歩いた。D君はこのことによって，この世界に居続け，「Thと一緒にいる自己」を実感することとなった。遊び自体は乗り物に乗って散歩をすることから変化がなかったが，そのコースに注目すると，Thに外界の安全を確認しながら母親と

の分離―接近を繰り返し，徐々に分離の時間を伸ばしていくという変化がみられた。この過程において，ThはD君の分離不安に対する防衛手段となり，「個」として存在するD君をこの世界でしっかりと抱え受ける移行対象の役割をした。この移行対象は，物としてあるのではなく，眼差しや表情，言葉をもち，自己を投げかければ，安全感や自信をのせて返してくれる主体としていることが重要であった。日常生活でも急速に社会化が進み，「個」として他者や社会とかかわる姿が報告された。

E君（第6章　児童期から思春期　運動発達の遅れを伴う広汎性発達障害）

　E君が遊戯療法過程で乗り越えようとした「自閉症的不安」は，他者との違いを認め，「周囲の世界に合わせて生きることへの不安」であった。E君には，「暴言を吐く」「指示に従わない」などの問題があった。E君が周囲の世界に合わせ，折り合って生きるためには，自己の世界が周囲の世界と重なる体験と同時に，自己の世界が周囲に支配されてなくなってしまわないことを実感することが必要であった。そのためには，まず，Thが周囲とズレるE君の世界に参入し，E君の内側から生きる世界でズレない関係を生きることが重要であった。

　E君が制作した箱庭には，混沌とした世界が「同質―異質」「普通―奇異」などの相対性を軸に整理され，さまざまな異質のものが「共存」するまとまりのある世界へと変化していく過程がみられた。E君は箱庭制作を通して自己と世界の対象化，世界に主体としてある実感，言葉が自己や他者とつながる実感を体験したと考えられた。また，E君の箱庭制作が，Thとの「情動調律」や「共同注意」といった原初的な「養育者―子ども」関係が付与された中で行われたことが重要であったと考えられた。日常生活では，周囲と折り合う関係を生きられるようになり，学校生活にも適応していく様子が報告された。

　以上のとおり，5つの事例について，遊戯療法における遊びとその過程を「『自閉症的不安』を乗り越える」という視点から理解し，その過程における発達的変容を明らかにしてきた。これらの5つの事例が抱えていた具体的な問題と，遊戯療法を通して獲得した力や発達的変容はさまざまであったが，「『自閉症的不安』を乗り越える」という同一の枠組みから，遊びとその過程を理解す

ることができる。このことは，「『自閉症的不安』を乗り越える」という視点が，自閉症の発達の本質をとらえる視点であり，年齢や知的水準，問題や症状がさまざまな自閉症児の遊戯療法過程を理解するために広く用いることができることを示唆している。

2　生活における遊戯療法の場の特性

　ここでは，〔課題2　生活における遊戯療法の場の特性〕について検討する。
　遊戯療法が，子どもの生活全体がうまく回るためのひとつの歯車として位置づくためには，「日常生活との連続性」がなければならない。しかし，遊戯療法という場が日常生活とは異なる特別な時間や空間を提供し，そこが子どもにとって特別な意味，すなわち「非日常」的な意味をもつからこそ，遊戯療法はその特性を生かして支援の一端を担えるのだと考えられる。
　このことを踏まえて，遊戯療法の場が自閉症児の生活において，どのような場として位置づくことができるのかを，「日常生活との連続性」と「非日常性」の視点から検討する。

(1)【遮断世界】と【共同世界】
　第1章では，自閉症児が現実世界との関係が生じる場を持たない「非現実」の世界にいる状態を【遮断世界】と仮定した。自閉症児を【遮断世界】に閉じさせる「自閉症的不安」は，日常生活としてクライエントの身体を囲む共同世界の中に生起し，クライエントの共同性への歩みの前に立ちはだかっている。
　ここでは，自閉症児に「自閉症的不安」を感じさせる共同性の高い現実・日常世界を【共同世界】とする。【共同世界】は，クライエントにとって，「自閉症的不安」を乗り越えて参入できる一歩先の共同世界である。

> 【共同世界】
> 共同性の高い現実・日常世界
> 「自閉症的不安」を乗り越えて参入できる一歩先の共同世界

　プレイルームや筆者（以下，Th）は，まず，クライエントの前に【共同世

界】のものとして現れたと考えられる。クライエントにとって遊戯療法の場が【共同世界】であるうちは，Th は【共同世界】の代表・表象であり，クライエントは Th を含めた【共同世界】に対する不要を【遮断世界】に入って回避することで安全感を得ようとしていたと考えられる。このとき，クライエントのかかわれなさ，つながれなさが前面に出ていた。

このような開始当初の5つの事例の【遮断世界】の姿は，以下のように理解できる。

A君

A君は，前セラピストとの間ですでにプレイルームがどういうところかを知っており，第一回目から一人でのびのびと遊ぶことができたが，その世界に不安と恐怖の対象である Th が入ることをすぐには認められないといったようであった。開始当初は，Th が近づくとすぐに【遮断世界】に入って立ち去ったり，Th の手を払いのけたりして，ほとんどかかわりがもてない状態であった。A君は，プレイルームが【共同世界】にならないよう，Th をA君の世界に入れることに慎重であり，Th がどういう人かをゆっくりと確かめるまでは，Th から近づくと逃げるばかりであった。また，「オカアサン」と何度もつぶやく様子から，身体はここで遊んでいても頭や心は「オカアサン」といるというように，【遮断世界】へと入っている様子もみられた。また，プールの更衣室では，耳ふさぎやシャワールームを避けるといった姿もみられた。

B君

B君は，開始当初，プレイルームでもほとんど動かず，小さくなっているという印象であった。【共同世界】の中で，何もしない方が安全だという風に，静かに外界から身を守っているようであった。母親が同室内にいるにもかかわらず，母親に近づいて助けを求めることもできず，泣いたり逃げたりという表現もできず，その場に置かれたままで【遮断世界】にいるという様子であった。しかし，Th からかかわれば手先をじっと見る，見てわかることには反応するといったことから，認識の力の高さでは世界とかかわりがもてるようだった。ただし，Th からのかかわりを理解しようとする反応はみられるものの，それ

以上のやりとりは続かず，理解できなければ不安になり，いつでもすぐに【遮断世界】に戻るといった様子であった。

C君

C君にとって，プレイルームやThは長く【共同世界】の代表・表象として不安や恐怖を抱かせる存在であった。C君の視線はなかなか上がらなかったが，これは【共同世界】を視界に入れないという方法で身の安全を図っているようであった。C君は身体の外側にはすぐそこに【共同世界】があることを知っており，防壁を作るように【遮断世界】の中に母親も入れて閉じこもった。外界からの刺激は瞬時に激しい癇癪ではねのけた。

D君

D君は，当初，家族がいなくなるとThの前から姿を消すように，シャボン玉のようにフワフワと，まるでこの場にいないかのようになった。このとき，同時にD君の世界からもThの姿は消された。D君の身体はここで動いているが，ここにはないところを見て，ここにはない音を聞いて過ごしているようであった。客観的には，身体はこの現実世界で動いているのだが，D君の見えているものや感じているものはすべて【遮断世界】にあり，その中で生きているといった様子であった。D君が歩いたり自転車に乗ったりした空間が，廊下やキャンパスといったプレイルームの外であったことや，Thが度々制限や段差を乗り越える手伝いなどをしてD君の世界に侵入し不快な思いをさせたことによって，D君にとってプレイの場はしばらく【共同世界】のままであり，D君はそれから身を隠すように【遮断世界】で過ごしていたのだと考えらえる。

E君

E君は，他の事例よりも年齢や知的レベルが高かったこともあり，プレイ中は【遮断世界】に入るということはなかった。しかし，終了時刻によって特別な時空間が終わり，プレイルームが【共同世界】にもどったとわかると，とたんに【遮断世界】に入った。プレイ中にみられるゆったりと穏やかな姿を消し，学校や家庭生活と同様に，かたくなな言動で周囲をはねのけた。

(2) 非日常性

このようにクライエントは，【共同世界】に囲まれると，【遮断世界】で安全を得ようとする。【遮断世界】にいるクライエントとの間に関係が生じるためには，クライエントが今ここにいるプレイルームを身体の外にある現実世界として，広げてくれなければならない。そのためには，プレイルームが，クライエントに外側からそこに生きることを迫る【共同世界】ではなく，クライエントの内側から徐々に広がっていく固有の世界とならなければならなかった。

遊戯療法は，こちらから与える課題やプログラムをもたない。このことは，プレイルームがクライエントに【共同世界】を極めて感じさせない場として提供できるという積極的な意味がある。これらは【共同世界】を想起させるからである。プレイルームは，日常生活世界のように「こうあるべき」「こうするべき」という共同性への指標をもたないため，ズレも遅れもない世界である。クライエントがプレイルームに【共同世界】を感じなければ，【遮断世界】に閉じることなく，個が内側から生きる場をプレイルームに広げることができる。

こうして個の内側から広げられる世界は，クライエントなりに形成してきたありのままを生きる世界であると考えられる。【共同世界】にいることを条件にしたとき，立ち位置や向かう先を失ってしまった個が，その条件をなくすことによって，個の周りに生きる世界を広げていけるというイメージである。自閉症は，世界を人と意味を共有しながら広げていくという「意味世界の敷き写し」（浜田，1999）がうまくいかないが，彼らなりに世界をとらえ自己の生きる世界を形成しその上を生きてきているはずである。彼らが内側から広げようとしているこのような世界がプレイルームに広がるように，Thは，クライエントに【共同世界】を感じさせないようにしながら，個を起点とした矢印が外に広がっていくような環境を準備する必要があった。このように，プレイルームがクライエントが内側から生きる固有性の高い（共同性の低い）世界となることがめざされた。

まずは，クライエントが【共同世界】に対する不安から解放されることが必要である。そのためには，プレイルームが，クライエントの身体を囲む【共同世界】ではなく，クライエントの外に広がる，日常生活世界とは異なる「非日常」的な特別な時間や空間としてとらえられることが必要である。

2　生活における遊戯療法の場の特性　185

　ここで留意すべきなのは，「非日常」を用意するのは，クライエントが【遮断世界】という「非現実」の世界にいる必要をなくすためであるということである。そして，「非現実」の世界から出て，現実の世界でありのままを生きるクライエントと関係をもつためである。したがって，遊戯療法の場は，【共同世界】から解放された世界としての「非日常性」と【遮断世界】から出て現実世界に存在するという意味での「現実性」を合わせもつ場として機能することが必要である。

(3)【前共同世界】

　【共同世界】から解放されると，クライエントは【遮断世界】にいる必要はなくなり，内側から固有の世界を広げていく。周囲の世界を恐れて自己の世界を守ろうとする内向きの姿から，内側からありのままに外に向いて遊ぶ姿へと変わる。ホルツマン（Holzman, 2009/2014）によれば，ヴィゴツキーは「遊びは子どもの発達の最近接領域を創造する」「遊びの中で，私たちはいまある私たちであるだけでなく，同時に，何者かになろうとする」と言っている。ヴィゴツキーの最近接領域（Zone of Proximal Development）（Vygotsky, 1934/2001）とは，子どもが独力でできることと，他者の助けがあればできることとの差の領域（zone）である。5つの事例においても，プレイルームは，遊びによってクライエントの周囲に広がっていく最近接領域となり，その中でクライエントがThの助けによって一歩先へと進もうとすることが行われるような空間となった。ここで，関係性を通さなければ歩めない道を通っており，プレイルームは共同性へと向かう場として広がっていたと考えられる。クライエントがThと関係しながら生きるこの世界は，クライエントとThとの共有世界であり，共同世界へと続く言わば【前共同世界】と言える。

> 【前共同世界】
> クライエントの内側からプレイルームに広げられた固有性の高い世界
> クライエントとセラピストとの共有世界

　【前共同世界】にはThの参入が認められ，5つの事例では，Thを用いて，ひとりではできないことを始めている。これらの遊び等によってクライエント

がThと乗り越えようとした「自閉症的不安」は，各事例における「発達の最近接領域」と言えるものであり，自分では到達できないがあと少しの他者の援助があれば，乗り越えられるだけの力が個に備わっていたと考えられる。

　ところで【前共同世界】では，日常生活世界では自閉症の特性としてネガティブにとらえられてきた行動が重要な意味をもっていた。各事例の【前共同世界】に最もよく表れた特徴的な姿は，例えば次のように言うこともできる。A君は「トイレやシャワーにこだわる」，B君は「数字や文字にこだわる」，C君は「お母さんから離れて遊べない」，D君は「乗り物に乗ってばかりで遊びが発展しない」，E君は「行動が遅く，変な○○作りにこだわりその話ばかりする」。これらの行動は，いずれも遊戯療法の展開に欠かせない遊びであった。【前共同世界】でみられたこのような姿は，見方によればこだわりをはじめとする自閉症の特性としてまとめられ，日常生活世界では広げにくく，そこに人との関係が入ることは難しいものである。日常生活では，当然これらが生活世界を覆わないようなかかわりが求められる。しかし，「非日常」の場である【前共同世界】では，これらの姿をクライエントが内側から主体的に生きようとする姿であるととらえ，焦点をあて，じっくりと寄り添うことができる。5つの事例はこの方向性から発達のルートが開かれることも必要であることを示唆している。

　開始当初は，【遮断世界】の状態をみせた5つの事例であったが，やがて，個が内側から固有の世界を広げ，【共同世界】へと歩むルートを切り開いていく姿がみられた。このような姿は「自閉」という言葉の印象のように内側に向いて閉じている姿，本書で言う【遮断世界】ではなく，逆に，「本能的なものは『ある』状態から何かに『なろう』とする強いベクトルをもっている」（森岡，2005）と感じさせるような，能動性や志向する先をもつ，外の世界へと向かう開かれた姿であった。このように，【前共同世界】では，個が内側から能動性を発揮し，志向する先をプレイ空間に広げ，生き生きと遊ぶ中でThと関係し，【共同世界】へと歩みが進められた。

（4）日常生活との連続性

　これまで，5つの事例の発達的変容を【遮断世界】から「『自閉症的不安』

を乗り越える」過程という視点からみてきた。そして，人への依存を通して「自閉症的不安」を乗り越えていく過程は，個が共同世界への歩みを進める過程を意味することを示してきた。このように考えると，遊戯療法の過程は，【遮断世界】から【前共同世界】を経て【共同世界】へと移行していく過程と表せる。

　【前共同世界】は，「自閉症的不安」を感じさせる共同性の高い日常・現実世界への参入に必要な体験をセラピストとの関係を通して積み重ねそこへ向かう歩みが行われる場であり，【共同世界】をセラピストと二人の共有世界で前体験する場であるとも言える。すなわち，【前共同世界】は，「非日常・現実」の中，【共同世界】——一歩先の共同性の高い日常生活世界へ向かう歩みが行われる場であり，日常生活世界と地続きの世界である。

　以上のことから，自閉症児の生活における遊戯療法の場は，日常生活において非現実の世界（【遮断世界】）にいるクライエントが「非日常・現実」の世界で内側からありのままに共同世界へ向かって生きる場であり，一歩先の共同性の高い日常・現実世界（【共同世界】）の前体験をする【前共同世界】として位置づけられる（図3）。

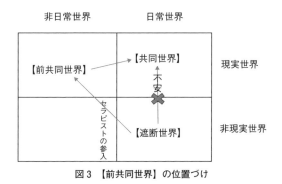

図3　【前共同世界】の位置づけ

■3　セラピストの積極的関与のあり方

　ここでは，〔課題3　セラピストの積極的関与のあり方〕について検討する。

自閉症児の遊戯療法では，子どもの自発的な遊びに対してセラピストはどのような積極性が必要であるのかを，【遮断世界】から【前共同世界】への移行と，【前共同世界】に分けて検討する。

(1) 【遮断世界】から【前共同世界】への移行におけるセラピストの積極的関与のあり方

　クライエントが【共同世界】から解放され，【遮断世界】にいる必要がなくなるだけでは，遊戯療法の場は【前共同世界】とはならない。クライエントが身体の外に広げる世界に，セラピストが参入することが必要であり，ここにはセラピストの積極的関与がなければならない。ここでは，各事例の【遮断世界】から【前共同世界】への移行の契機となった場面やそのときに必要であった筆者（以下，Th）のかかわりについて整理する。

A君

　A君は，浮き輪型クッションでThを囲ったり，'あなたは誰ですか'と尋ねたりして，Thを【前共同世界】に入れてもよい存在かを確かめた。A君に【前共同世界】への参入を許されるためには，まず，A君の始めた遊びを用いてA君に「快の情動」を引き起こすことが必要であった。そして，「快の情動」がもたらされたり，高められたりするところにはThがいるということを感じてもらうことが必要であった。特に，トランポリンやバランスボールを介した身体的な響き合いで快の情動を共有できたこと，〈トイレに行こうか〉の言葉が通じトイレに二人で駆け込みほっとするという体験（#4）ができたことが，Thの存在が「快」とつながることを実感させた出来事であったと考えられる。また，トイレを，単に母親とプレイの前に用をたす行為から，Thと観察するという遊びに変換したことが，重要な契機となったと考えられる。

B君

　B君には，混沌とした世界の中に，「数字」が浮かび上がってきたことが重大な転機となった。Thは，B君が数字に向かう力を肯定的にとらえ，数字を通して世界を理解しようとする生き方に同行しようとすることで，B君に数字

をもたらし，数字の魅力を共有する人として【前共同世界】に登場することができた．Thが，B君と数字の関係を肯定的にとらえるとき，プレイルームは【前共同世界】となった．Thは，数字と共にB君の世界に登場し，数字を見つけた喜びを共有することが重要であった．

C君

　C君の転機は，母子分離のセッションである．このとき，C君はA君やB君，D君のように，まるでThと同じ場所にいないかのような【遮断世界】に入ることもできず，突然，むき出しの姿で【共同世界】に放り出されることとなった．【共同世界】にむき出しになり，最初は一人で必死に【共同世界】の代表・表象であるThをはねのけようとするが，やがてThに抱えられながら共にお母さんを待つ時間を過ごすうちに，情動がおさまっていく体験をする．このとき，C君の情動をおさめるには，Thが，C君と共に「かーちゃんとこ行く」ことを目指す人であることを実感させると同時に，母子の外の世界の代表として，C君を抱えながら安全に外の世界の魅力を伝えることが重要であった．このことを契機に，C君は母親とTh（【共同世界】）との間を往復し始め，プレイルームは【前共同世界】として機能し始めた．

D君

　D君の転機は，プレイ場面の【共同世界】感が取り払われず，【遮断世界】での散歩が続く中，突然，D君の身体から分離の辛さが「痛い」という声となって発せられたときであった．【遮断世界】を突き破ってあふれ出たこの言葉によって空いた窓に，〈一緒にお母さんを探そう〉というThの声が入り込んだ．このことが，D君が【遮断世界】から出てくる契機となった．そして，Thはその痛みとともにD君を抱え，共にお母さんを探す人となる．その中で，D君は，車の窓に映るThとD君の姿をとらえ，今，ここの世界にいることを実感することとなった．さらに，このセッションの次の回では，母親と一緒にプレイルームに入ることで，現実世界に定位したままサイクリングをすることができた．プレイルームという制限のない中で自由に安心して母親から「出発し―戻る」ことを繰り返したことが，プレイルームを【共同世界】から【前共

同世界】へと転換させたと考えられる。そしてプレイルームから再び廊下やキャンパスに出て行くD君に，Thが母親の分身のようにしてついて行ったときから，関係が生まれていった。ここでThは，母親の代わりとして認められ，【前共同世界】への参入を許されたと考えられる。

E君

　これまで述べてきた【共同世界】と【前共同世界】という概念は，E君が現実に過ごしている世界の時間の流れと，E君が内側から過ごす世界の時間の流れのズレが最もよく表していると思われる。E君は，第1回目のセッションを過ごすと，すでにここは自分がありのままに過ごせる場所であり，Thはありのままに過ごさせてくれる人だと分かったようであった。E君の非常にゆっくりなペースにThが同調し，E君時間ともいえる時間の流れを過ごしたことが，E君に「非日常」を実感させたと思われる。プレイルームはすぐに，E君の【前共同世界】，すなわち，外の時間の流れが入り込まない，E君が内側からゆったりとThと生きることができる世界となった。

　E君の終了時刻後の姿や家庭や学校での不適応の姿は，プレイ中にみられるゆったりと穏やかな姿とは違っていた。この姿の違いは，プレイルームが，E君がありのままに生きられる【前共同世界】となっていることを示していた。また，E君がプレイ場面を日常生活場面と区別して【前共同世界】としていたことは，Thとの間で日常的な会話がなされたのが1回目のみだったということにも示されている。最初のセッションでは，プレイ中に「おばあちゃんの家のこと」や「カマンベールチーズを食べたこと」，「近所の公園のこと」など，日常生活のことが話題となったが，2回目以降は，E君から一切日常生活に関連する話は出てこなかった。非常にゆっくりであるもののThと会話をし続けるE君であったが，プレイ中の会話は，今ここでの遊びや作品についてのことに終始した。このことからも，2回目からは，プレイ場面を日常生活場面とは異なる空間として使っていたことがうかがえる。

　プレイ場面が【前共同世界】になるために，全事例に共通していえることは，セラピストが，クライエントの志向する先と同じ方向を向き，同行する存在で

あることを実感させることであった。また，セラピストは，クライエントの情動を不快から快へ，快の生起から高揚へといった，情動が快の方向に動くようにかかわり，そのような場面において，クライエントにセラピストと二人でいることを実感させる工夫をすることも重要であった。

(2)【前共同世界】におけるセラピストの積極的関与のあり方

セラピストは，クライエントのありのままの生き方に同調，同行しようとすること，クライエントの情動が快方向に動くようなかかわりをすることを基本としてクライエントの世界に参入し，引き続き【前共同世界】でも，そのようなかかわりを続けながら，さらにクライエントに人との共有体験を重ねてもらいたいという思いでさまざまな工夫や配慮をしながら存在する。クライエントは，セラピストの積極的なかかわりの中から，今必要な関係性を受け取っていくと考えられる。

5つの事例では，どのようなかかわりが受け入れられ，どのような関係性が展開したのだろうか。【前共同世界】におけるセラピストの積極的関与のあり方として，以下の①〜③が見出される。

①原初的「養育者―子ども」関係の体験を提供する

【前共同世界】は，クライエントがありのままを生きる世界である。子どもがありのままを生きるところに大人が合わせることによって生まれてくる関係は，原初的な「養育者―子ども」関係である。自閉症児の遊戯療法における原初的な「養育者―子ども」関係の必要性について，山上（1973）は「自閉児の行動は，すべて対人的に意味付けられて，セラピストから反応しかえされる。これは，本来は生理的な乳児の情動行動に，母親や周囲の者が意味づけをしてゆく過程と基本的に同一である」と述べている。さらに，山上（2008）では「心理療法を通じて人格面や発達面で重要な変容を遂げる事例が存在する現実に光を当てることも，残された課題の一つ」とし，それらの事例が「原初的な母子関係の力動性が関係の場に布置するとき，人は変容しうるという可能性を示唆している」と指摘している。また，「情動調律などを通して出会うのが待ち望まれる関係」（千原，2002），「情動を共有するという体験がまず前提」（滝

川，2004b），「彼らの世界に快を与えうる人間として登場すること」（倉光，2000）などの指摘もなされている。

　本書の5つの事例においても，基本的には，クライエントがありのままを生きるところにセラピストが合わせることによって生まれていく原初的「養育者―子ども」関係を育んでいく過程であった。クライエントの能動に同行しながら，快の情動を喚起，高揚し，不快の情動を軽減，沈静するようなかかわりから関係が生まれ，深まっていった。

　E君のように年齢や知的能力が高いタイプでも，乳幼児期に積み残した関係性を補う作業が必要であった。むしろ，知的能力の高さが関係の遅れをカバーしてきたことが，乳幼児期の「養育者―子ども」関係の体験の積み残しを目立たなくしてしまっており，基盤の弱いところへさらに適応行動を身に着けさせようとしたため，ぐらつきが大きくなっていたといえる。乳幼児期に限らず，自閉症ゆえに当時は受け取れなかったが今なら受け取れるというかかわりをセラピストから受け取り，土台として埋めていく作業，すなわち基盤を固める作業が必要である。5つの事例は，すべて基本的には，セラピストとの原初的な「養育者―子ども」関係を基盤に遊んでおり，その過程で重要な発達的変容を遂げていっている。自閉症児の遊戯療法では，セラピストが，クライエントに原初的「養育者―子ども」関係の体験を提供することが必要である。

②「変わらない」遊びの世界を共有することで変化を起こす

　原初的な「養育者―子ども」関係において，最も基本的なかかわりは，Thがクライエントに快の情動を引き起こすことであり，クライエントの始めた遊びを相互的・対人的になるようにしながら，快の情動を共有し，情動調律していくことである。このようにしながら遊びが発達を促し，遊びが高次化していく，というような過程が発達障害の遊戯療法の基本である。本書では，例えばA君がボールのやりとりができるようになったり，プール遊びがモノの投げ入れから，船にお客さんを乗せる遊びへと発展していったりしたように，知的能力に応じて遊びの水準が上がっていくという過程にその成果をみることができる。

　このように，遊びが発達的に「変化」していくことが期待される一方で，5

つの事例を振り返ると「変わらない」遊びも重要であったと考えられる。例えば，A君のエレベーターのおもちゃやトイレ，B君の数字遊び，C君の Mo と Th の往復，D君のサイクリング，E君の「変な◯◯づくり」のように，変化せず，繰り返す遊びである。日常生活では，いわゆる「こだわり」とか「変化がない」ととらえられる行動を，大切な遊びとして成立させ，展開させることに重要な意味があったと考えられる。

　これらの一見「変わらない」遊びは，彼らが内側から広げた【前共同世界】の中心的な遊びであり，ここにセラピストが肯定的，積極的に同行し，情動の共有，調律などを通して，相互性・対人性を入れていくこと，それを遊びとして成立させ，深めることが重要であったと考えられる。通常なら人が入ってこないクライエント一人の世界にセラピストが人として入り，その世界を共有しようとすることに重要な意味があったと考えられるのである。遊戯療法では，このような一見「変わらない」遊びに寄り添う時間を待つことができる。ただ待つのではなく，その世界に入り，「変わらない」ところに風を入れ，起きてくる変化を待つのである。このように，遊戯療法はクライエントに，日常生活では人とズレていて重ならなかった世界の中で，セラピストとのズレない関係を生き，他者と世界が重なっていく体験を提供することができる。E君はこのような体験過程を箱庭で「共存世界」として完成させていったのだと思われる。

　しかしながら，「変わらない」遊びに同行することは，いわゆる「こだわり」を強固にさせてしまうのではないかという恐れも出てくる。実際，筆者もA君のエレベーターのおもちゃやトイレ，Bの数字遊び，D君のサイクリングには，〈またか〉〈何か変えなければ〉といった焦りを抱き，いったいこのままでよいのだろうかという思いで不安になり，変えようと試行錯誤した時期もあった。しかし，それらの変わらない遊びの意味を見出し，じっくりと付き合うことによって，クライエントの能動の広がりやセラピストとの関係の深まりが起こっていった。

　日常生活よりも，遊戯療法は変化が起こるのを「待つ」時間がある。しかし，ただ待つのではなく，その遊びや行動が人との関係を遮断する「自閉対象」であるところを，人とつながるための「移行対象」となるように，すなわち，その行動が人との関係を遮るものからつなぐものに質的に転換させるかかわりを

持ち続けながら，変化を待つ．彼らが通常人と重なれないところに，セラピストが積極的に重なりに行き，その世界に風を入れ，変化を起こす．そして，セラピストとの世界の重なりの中で身に着けた力がやがて他の人の世界との重なりに用いられるようにつなげていくことが必要である．

③クライエントの能動に安全を乗せて肯定的に映し返す

　【前共同世界】では，クライエントの内側から外界に能動的にかかわっていく遊びが展開されたが，5つの事例では，それが「自閉症的不安」へと向かう過程でもあった．具体的には，A君は一歩ずつ「トイレ」「シャワー」というものをわかっていくことであったし，B君は，「規則性のない人の世界に生きること」，C君は，「母子の世界の外の世界とかかわりをもつこと」，D君は「家族がいなくても現実世界にいつづけること」，E君は「自他の違いを認めること，周囲の世界に合わせて生きること」である．クライエントの能動は，これらの「自閉症的不安」へと向かっていった．

　このように【前共同世界】では，不安に背を向ける当初の【遮断世界】から，「自閉症的不安」に向かう能動が見られている．山上（1973）が，知的発達や行動発達は「外界との能動的で肯定的な関係」を基盤として起こると指摘していることを参考にすると，セラピストはクライエントのこれらの能動を「外界との肯定的な関係」へと結ぶ役割があった．この視点からみると，セラピストは，クライエントが遊びの中で「自閉症的不安」に立ち向かう不安・恐怖を受け止め，肯定的な気持ちで共にそれに向かえるよう，クライエントの気持ちを持ち上げるように返す必要があった．

　このようなかかわりについて，5つの事例を振り返ってみたい．A君は自分がトイレやシャワーに挑む前に，先にThに経験させたが，このとき，Thが'大丈夫，さあ，A君もやってごらん'ということを伝えることが重要であったと考えられる．また，A君はThを誘ってトイレへ向かうようになるが，このときThが安全基地としてそばにいて行動を見守り支えることの繰り返しが，A君の不安に立ち向かう気持ちの支えになっていたと考えられる．B君は，数字への関心が高く，数字には積極的にかかわっていった．Thは，B君と共に数字を楽しみ，数字で遊びをより面白くしながら遊びを高度化することで，数

字を入り口としてB君の「人」との世界を広げていった。Thは，B君が理解しやすくかかわりやすい数字を用いて人とつながっていけること，人の世界を理解していけることを体験させることが重要であったと考えられる。C君は，母親のもとからThのところへ出かけてきて，Thという外界との交渉を果たし，母親のもとへ戻っていくということを繰り返した。自己の身体を母親からThという外界へと向かわせることを繰り返すとき，Thとの交渉に成功すること，Thに向かう自己の身体が，Thの眼差しや言葉によって肯定的に映し出されることで，自己の存在と自己と外界との肯定的な関係を実感していたと考えられる。Thは，こうしてC君に外界へと向かう自己への自信をつけていくことが重要であったと考えられる。D君はThの制限や承認を受けながら，安全に心地よく乗り物にのって散歩するようになっていった。実際には危険回避や敷地外という意味での制限であったが，D君にとっては，母親と分離した自己が，「ここまで」離れても安全だ，「ここまで」は自己の世界を広げても大丈夫だという意味での制限であった。'お母さんから離れ過ぎていない？ここは安全？''まだ大丈夫？'というように振り向くD君に，Thは〈大丈夫だよ〉と微笑んで答えることが繰り返された。D君は，Thの眼差しや表情，言葉に安心感・安全感を得，また前を向いて進む。このようにして，ThはD君に外界とそこに生きる自己の安全感を伝えていくことが重要であったと考えられる。E君は，箱庭やレゴで「普通ではない」「変な○○」を作り，Thに説明することを繰り返した。Thは，その都度，E君の言葉を補足したり，身振りや表情を交えて大げさに表現したりして同調，共感，承認の言葉を返した。するとE君は，満足そうな表情をしたり，さらに話を広げたりして，また次のアイテムを探し始めた。このようなやり取りの中で，E君は不安な世界を表現しては，それに同調するThの反応を通して，安心して，次へと進む力を得ていたように思われる。

　5つの事例では，以上のように，セラピストがクライエントの能動を肯定的なまなざしや言葉で映し出し，その能動の先が〈大丈夫〉だという安全感を乗せて返すことによって，「『個』としてのクライエント」と「クライエント―外界」の関係に肯定的な意味を付与していったと考えられる。セラピストは「生きているものを生き生きとうつす」（森岡，2005）というように，クライエン

トの外界に対する能動をセラピストに映す。そして，肯定的な眼差しや言葉を乗せてクライエントに返す。ただし，このとき Th はこれらのかかわりがクライエントに伝わるように工夫しながら，何度も繰り返すことが必要であった。

このように，【前共同世界】では，セラピストは，クライエントにみられる能動に肯定的な意味づけをし，クライエントと外界を肯定的な関係としてつなぐ役割を担う。セラピストは，クライエントと向かう先を同じくするという意味で完全な他者ではないが，クライエント自身でもないという意味で移行対象といえる。ただし，クライエントにとってセラピストという移行対象は，物としてあるのではなく，眼差しや表情，言葉をもち，自己を投げかければ，安全感や自信をのせて返してくれる主体としていることが重要であった。クライエントは，自己の内側から能動的にかかわっていったことがセラピストに映し出され，肯定的な意味が付与されて返ってくることを繰り返すことによって，能動する先の世界が安全であると体験していく。プレイルームには，このような体験に必要なものだけが浮かび上がる。このシンプルな世界で，セラピストは，クライエントが安全に【共同世界】を体験できるように支える生きた移行対象として存在することが必要である。

■ 4 「『自閉症的不安』を乗り越える」遊戯療法の臨床的仮説モデル

最後に，これまで検討してきたことを総合して，「『自閉症的不安』を乗り越える」という視点からみた自閉症児の遊戯療法の臨床的仮説モデルを提示したい。

(1) 理論的背景と定義

自閉症児の精神発達の過程には，人との関係の遅れがもたらす自閉症に特有の，あるいは過度の不安や恐怖が生じる。これを「自閉症的不安」と呼び，「共同性の未獲得による自閉症特有の（あるいは過度の）発達の危機的状況に付随する不安や恐れ」と定義する。滝川（2004b）の精神現象論を用いると，人への依存を通して「自閉症的不安」を乗り越える過程は，個が「共同性へと

歩むこと」である。したがって，「『自閉症的不安』を乗り越える」という視点は，「共同世界への参入」の遅れを本質とする自閉症児の精神発達をとらえる視点であり，「自閉症的不安」を乗り越えるということは，発達的変容を遂げるということである。遊戯療法は，自閉症児がセラピストへの依存を通して「『自閉症的不安』を乗り越える」場として提供できる。

　クライエントの状態によって，クライエントの生きる世界は次の3つに分けて考えられる。1つには，存在が個体の内に閉じてしまい，個体内で循環完結する世界であり，現実世界との関係が生じる場を持たない「非現実」の世界である。これを【遮断世界】とする。2つには，「自閉症的不安」を乗り越えて参入できる一歩先の共同性の高い日常生活・現実世界である。これを【共同世界】とする。3つには，クライエントの内側からプレイルームに広げられた固有性の高い世界であり，クライエントとセラピストとの共有世界である。これを【前共同世界】とする。

(2) 展開過程モデル

　「『自閉症的不安』を乗り越える」という視点からみた自閉症児の遊戯療法過程は，以下のⅠ～Ⅳの段階を経ると考えられる。各段階のクライエントの特徴とセラピストの積極的関与のあり方について示す（図4）。

Ⅰ 【遮断世界】の段階

　クライエントは【共同世界】に対する防衛として，外界を頑なにはねのけるなどして，現実世界とつながりを持たない，個体内に循環完結する非現実世界にいる。セラピストは，こちらから与える課題やプログラムを持たず，プレイルームを【共同世界】を極めて感じさせない場所として提供する。

Ⅱ 【遮断世界】から【前共同世界】への移行

　クライエントはプレイルームが【共同世界】から解放される非日常的な時空間だとわかると，現実世界へと姿を現し，プレイルームに内側から生きる世界を広げ始める。セラピストは，クライエントの志向する先と同じ方向を向き，同行する存在であることを実感させる。また，セラピストは，クライエントの

情動を不快から快へ，快の生起から高揚へといった，情動を快方向に動かすようにかかわり，そのような場面において，セラピストと二人でいることを実感させる。このようなセラピストの行動がクライエントに伝われば，クライエントはセラピストと同じここの場にいること，すなわち場の共有が可能になる。セラピストはクライエントのありのままの生き方に同調し，同行しようとすることを伝え，クライエントが内側から広げる世界に参入しようとする。

Ⅲ 【前共同世界】の段階

　クライエントは能動性を発揮し，内側からありのままを生きる世界をプレイ空間に広げる。この世界にセラピストが参入することで，【前共同世界】となる。ここで，クライエントに「自閉症的不安」を乗り越えようとする遊びがみられる。セラピストはクライエントに並び立ち，クライエントが「頭一つ抜け出る」（Holzman, 2009/2014）ための作業に伴走する役割を担う。【前共同世界】は，日常生活世界と地続きの場であり，クライエントが【共同世界】へと歩み入るために必要なものだけが浮かび上がるシンプルな体験世界である。そこで求められるセラピストのかかわりは，①原初的「養育者―子ども」関係の体験を提供すること，②「変わらない」遊びの世界を共有することで変化を起こすこと，③クライエントの能動に安全感を乗せて肯定的に映し返すこと，である。セラピストとの関係を通した「自閉症的不安」の乗り越えは，人に依存して安全に【共同世界】へ歩み入っていく過程であり，個と個の生きる世界が共同性を帯びるという方向性をもつ。

Ⅳ 【前共同世界】から【共同世界】へ

　クライエントがセラピストと【前共同世界】を生き，当初の「自閉症的不安」を乗り越えたとき，クライエントの内的・外的世界は，共同性を帯びている。このことが，周囲の大人にクライエントが「大きくなった」「強くなった」との印象を与える。クライエントは当初より，一歩先の共同性の高い現実・日常世界への参入を果たしている。

4 「『自閉症的不安』を乗り越える」遊戯療法の臨床的仮説モデル　199

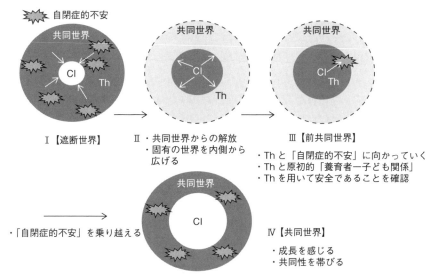

図4　「『自閉症的不安』を乗り越える」遊戯療法の臨床的仮説モデル

(3) 本モデルの適用—「自己・私・主体」の生成を目指す遊戯療法論との連関—

　ここでは，自閉症の中核的な問題を「自己の未成立」（伊藤，1984; 山中，1976），「主体のなさ」（河合，2010a）ととらえ，自閉症児の遊戯療法過程を，「自己・私・主体の生成」の過程として論じる遊戯療法論（千原，2002; 伊藤，1984; 河合，2010a; 竹中，2007, 2010; 淀，2008 など。以下，「主体生成論」とする）と，本書における臨床的仮説モデル（以下，本モデルとする）との連関について検討する。

①「自己・私・主体」がない状態と【遮断世界】

　「主体生成論」では，クライエントの「自己・私・主体」が遊戯療法の中で生成されていく過程に焦点をあてる。したがって，遊戯療法過程は，クライエントの「自己・私・主体」が「ない状態」から，「ある状態」へと変化していく過程をとらえようとする。主体生成論のいう「自己・私・主体」が「ない状態」とは，母体からの誕生後，未だ母親と融合した自他未分化な世界にいる状

態のみを指すのではなく，クライエントが生きている対人世界の水準において「自己・私・主体」が「ない状態」をも指すと考えられる。すなわち，誕生から自他未分化な母子共生の世界を経て，身体像の獲得，一人称で表される自己が生成されるという初期発達の過程における「ない状態」から「ある状態」のみを示しているのではなく，この過程において生成されていた自己が，その後今生きようとしている対人世界の水準において，主体的にかかわっていく姿が「ない状態」から「ある状態」へと変化する過程をも指すと考えることができる。これを本モデルにあてはめると，個の世界が共同世界の中に，いかに重なりをもっているかという視点からみることができる。すなわち，個がどれほど共同世界への参入を果たしているのかという視点からみると，クライエントの生きる世界が共同世界との重なりがなければ，クライエントの「自己・私・主体」はその世界において「ない状態」といえるのである。クライエントが共同世界に自己の世界を重ね，自らかかわりをもちながら存在することでもってはじめて，「自己・私・主体」がその世界に「ある状態」であるといえる。クライエントが今生きている現実の世界とつながりをもたない状態は，本モデルでいえば【遮断世界】の段階であり，これは主体生成論でいうところの「自己・私・主体」が「ない状態」を指すと考えられる。

　本書において検討した5つの事例の遊戯療法過程においても，クライエントの「自己・私・主体」が生成され，はっきりとしていく過程が全てにみられている。それらは，クライエントが共同世界に自己の世界を重ねていく過程であり，主体的に世界にかかわることで，クライエントが存在する世界が広がっていく過程であるといえる。このように考えると，主体生成論では「自己・私・主体」の生成という視点から，本モデルでは共同世界への参入という視点から，個の共同性の獲得の過程をとらえようとしているといえる。

②「融合と分離」と「共有」
　主体生成論は，クライエントの主体が生成されていく過程において，セラピストとの関係や遊びのなかに表れる「融合と分離」に焦点をあてる。これに対して，本モデルはクライエントが共同性の低い世界から高い世界へと歩む過程において，セラピストとの「共有」（つながり）体験を重視する。

主体生成論のいう「融合」とは，セラピストがクライエントの世界に自他未分化の状態に溶け込むことである。本書でいえば，「セラピストがクライエントのありのままの生き方に同調し，同行しようとする」「クライエントが内側から広げる世界にセラピストが参入する」といったセラピストの態度であり，具体的には，共同注意や情動調律といった原初的「養育者―子ども関係」を築こうとする態度であると考えられる。滝川（2014）は，乳児期の発達障害に共通するのは，共同注意や情動調律など養育者と深くシンクロナイズする活動の著しい乏しさ，すなわち「母子一体」「自他融合」の希薄さであるとし，この希薄さこそが，共同世界への参入，さらには自立的な主体の成立を困難にさせているという。本モデルが，このようにして「一体」「融合」を重ね深めることを重視するのに対して，主体生成論では，「融合」からの「分離」の重要性を主張する。「自己・私・主体」の成立には，同時に自分から分離された存在としての「他者」の出現が必要だからである。河合（2013）は，自他の分離が可能になるに伴って成立するのが「主体」であるとし，「分離」が可能になるには，セラピストとの場の共有や同質性の確認のねばり強い作業が必要であるとする。そして，治療過程には，「分離と結合」の動きが同時に複雑に生じてくると指摘する（河合，2010b）。

そもそも自他が分離し，自他の間がなければ「つながり」は生まれない。本モデルが重視してきた「共有」という「つながり」の関係は「分離」を前提としている。このことを河合（2010b）はユング（Jung, C. G.）の「分離の結合の分離」という概念を用いて説明していると考えられる。このように考えると，主体生成論の重視する分離の契機とは，本書においては，クライエントの世界にセラピストが他者として現れる場面として記述してきたところであると考えられる。本モデルでは，【前共同世界】においてセラピストはクライエントの内側から生きる世界に存在する他者として機能していることから，その前段階における【遮断世界】から【前共同世界】への移行において「融合と分離」の作業が行われると考えられる。そして，本モデルでいう【前共同世界】における「共有」（つながり）体験とは，主体生成論における「結合と分離」にあたると考えられ，【前共同世界】において，「結合と分離」が繰り返し行われているといえる。

主体生成論では分離，本モデルでは共有（つながり）に注目するという違いはあるが，両論とも，クライエントが歩み入ろうとしている【共同世界】における「自己・私・主体」の立ち上がりと定位の過程において，セラピストという他者の出現とつながりの過程をとらえようとしているといえる。

■5　本研究の限界と今後の課題

　遊戯療法は，遊びを通した発達支援の場として誰にも必要なことであるが，本モデルが説明できるのは，プレイ場面が現実的・非日常的な場として展開する場合である。
　そのためには，【遮断世界】から【前共同世界】への移行が果たされなければならない。この移行には，クライエントにとってプレイルームが【共同世界】から解放された時空間となる必要がある。このために，セラピストはこちらから与える課題やプログラムを持たずにクライエントを迎え，プレイルームを【共同世界】を極めて感じさせない場所として提供する。この移行が困難な場合として，自傷，他害，危険行為など，セラピストが制限しなければならない行動がプレイ中に出現し，続く場合が考えられる。重度・最重度の知的障害をもつ自閉症児者の中には，強度行動障害がみられる場合がある。行動障害児（者）研究会（1989）の強度行動障害判定基準表を参考にすると，激しい自傷・他害，強く指示してもどうしても服を脱ぐなどの激しいこだわり，激しい器物破損，異食，排せつに関する強度の障害，身体・生命の危険につながる飛び出し，高く危険なところに上るなどの著しい多動，体力的にとてもおさめられないパニック，他人に恐怖感を与える粗暴な行為，などがあげられる。これらの行動が，プレイ中にもみられるようであれば，セラピストはこれらの行動を制止せざるをえない。この場合，セラピストは行動を制止するという形で共同世界のルールをプレイ空間に頻繁に持ち込むことになり，クライエントにプレイルームを共同世界からの解放区として提供できない。クライエントからみたセラピストやプレイ空間は日常性の高い世界のままであり，クライエントは【遮断世界】に居続けなければならないことになる。
　自閉症児の場合，プレイルームという閉ざされた空間に（セラピストと）い

ること自体がこれらの行動を誘発するということもある。そのため，クライエントがプレイルーム間を移動したり，プレイルーム以外の空間を使ったりすることによって，これらの行動を起こさないようになったり，セラピストに制止される必要がなくなったりするようであれば，プレイルームという枠をとり払い，クライエントが共同世界から解放される空間をプレイルームと考えて使用することが可能である。ただし，プレイルームの外にプレイ空間を広げた場合，プレイルーム内に比べて，許容できないことが増えるため，プレイルーム内とは異なる行動に対する制限をセラピストが新たに持ち込まなければならない可能性もある。いずれにせよ，セラピストがクライエントの行動を制止する必要が続くようであれば，クライエントを非現実的・日常的な【遮断世界】にとどめておくことになり，本モデルでは説明できない。

　また，本モデルにおける【共同世界】は，「自閉症的不安」を乗り越えた先にある，クライエントが次に歩み入ろうとしている共同性をはらんだ世界を仮定している。そのため，クライエントの年齢や知的水準，自閉性の強さ等によっては，次に歩み入ろうとする【共同世界】への道のりが遠く，「自閉症的不安」の想定が困難な場合がある。この場合，【前共同世界】で「自閉症的不安」を乗り越えようとする遊びや関係性を見出すことも困難であると考えられる。プレイルームで展開される遊びや関係性は，クライエントの周囲に広がる発達の最近接領域であり，この積み重ねが，いずれ歩み入ろうとする【共同世界】と「自閉症的不安」の乗り越えへとつながっているともいえるが，一般的には，このようなケースは，他のモデルや意義において説明した方がよいと考えられる。

　最後に，今後の課題について述べる。本書では，「自閉症的不安」の存在や想定において，臨床的経験に依るところが大きく，考察が不十分なまま使用している。今後は「自閉症的不安」を体系的に整理し，自閉症の発達過程の中に位置づけていくこと，そして，各発達水準に生起する「自閉症的不安」と，それを乗り越える過程において必要なセラピストのかかわりとの関連について明らかにすることが課題である。また，本書で示した臨床的仮説モデルが実際に参照枠として機能するかどうかを検証していく必要がある。

引用文献

Alvarez, A., & Lee, A. (2009). Interpersonal relatedness in children with autism: clinical complexity versus scientific simplicity. In: Midgley, N., Anderson, J., Grainger, T., Nesic-Vuckovic, T., & Urwin, A. (Eds.). *Child psychotherapy and research: New approaches, emerging findings.* London: Routledge. pp. 175-187.（アルヴァレズ，A.・リー，A. 由井理亜子（訳）（2012）．自閉症の子どもの対人関係：臨床的複雑さvs科学的単純さ？．鵜飼奈津子（監訳）子どもの心理療法と調査・研究——プロセス・結果・臨床的有効性の探求．創元社．pp. 191-207.）

Asperger, H. (1944). Die "Autistischen Psychopathen" im Kindesalter. *Archiv für Pshychiatrie und Nervenkrankheiten*, 117, 76-136.（アスペルガー，H. 琢磨武元・高木隆郎（訳）（2000）．小児期の自閉的精神病質．高木高郎・ラター，M.・ショプラー，E.（編）自閉症と発達障害研究の進歩，Vol. 4．星和書店．pp. 30-68.）

Attwood, T. (2003). Frameworks for behavioral interventions. *Child & Adolescent Psychiatric Clinics of North America*, 12, 65-86.

Attwood, T. (2004). *Cognitive behaviour therapy to manage anxiety.* Arlington, Texas: Future Horizons.（アトウッド，T. 辻井正次（監訳）東海明子（訳）（2008）．アトウッド博士の〈感情を見つけにいこう〉アスペルガー症候群のある子どものための認知行動療法プログラム．明石書店．）

Bellini, S. (2004). Social skills deficits and anxiety in high-functioning adolescents with autism spectrum disorders. *Focus on Autism and Other Developmental Disorders*, 19, 78-86.

別府哲（1994）．話し言葉をもたない自閉性障害幼児における特定の相手の形成の発達．教育心理学研究，42，156-166．

別府哲（1997）．自閉症児の愛着行動と他者の心の理解．心理学評論，40(1)，145-157．

別府哲（2002）．自閉症児と共同注意．発達，92，ミネルヴァ書房，16-22．

別府哲（2007）．障害を持つ子どもにおけるアタッチメント——視覚障害，聴覚障害，肢体不自由，ダウン症，自閉症．数井みゆき・遠藤利彦（編著）アタッチメントと臨床領域．ミネルヴァ書房．pp. 59-78．

Bettelheim, B. (1967). *The empty fortress: Infantile autism and the birth of the self.* New York: Free Press.（ベッテルハイム，B. 黒丸正四郎・岡田幸夫・花田雅憲・島田照三（訳）（1973/1975）．自閉症——うつろな砦Ⅰ・Ⅱ．みすず書房．）

Bowlby, J. (1969). *Attachment and loss: Vol. 1, Attachment.* New York: Basic Book.（ボウルビィ，J. 黒田実郎・大場蓁・岡田洋子・黒田聖一（訳）（1991）．母子関係の理論Ⅰ　愛着行動．岩崎学術出版社．）

Bowlby, J. (1973). *Attachment and loss:* Vol. 2, *Separation, anxiety and anger*. New York: Basic Book.（ボウルビィ，J.　黒田実郎・大場蓁・岡田洋子・黒田聖一（訳）(1991).　新版　母子関係の理論Ⅱ　分離不安．岩崎学術出版社．）

de Bruin, E. I., Ferdinand, R. F., Meester, S., de Nijs, P. F., & Verheij, F. (2007). High rates of psychiatric co-morbiaity in PDD-NOS. *Journal of Autism and Developmental Disorders*, **37**, 877-886.

Bruner, J. S. (1983). *Child's talk learning to use language.* London: Oxford University Press.（ブルーナー，J. S.　寺田晃・本郷一夫（訳）(1988).　乳幼児の話しことば──コミュニケーションの学習．新曜社．）

Chalfant, A. M., Rapee, R., & Carroll, L. (2007). Treating anxiety disorders in children with high functioning autism spectrum disorders: a controlled trail. *Journal of Autism Developmental Disorder*, **37**, 1842-1857.

千葉大学院医研究子どものこころ発達センター（2014）．認知行動療法による不安対処教育と発達障害への支援．http://kodomolove.org/wp/wp-content/uploads/2014/05/260107_chiba.pdf（2015/10/20）

千原雅代（2002）．自閉症に対する遊戯療法．臨床心理学，**2**(3)，金剛出版，315-319.

長曽我部博・早崎麻衣子・戸ヶ崎泰士（2009）．発達障害児の不安や混乱のセルフコントロールに対する支援の効果．宮崎大学教育文化学部附属実践総合センター研究紀要，**17**，115-126.

遠藤利彦（2009）．アスペルガー症候群におけるアタッチメント．榊原洋一（編）アスペルガー症候群の子どもの発達理解と発達援助．ミネルヴァ書房．pp. 82-97.

Erikson, E. H. (1963). *Childhood and society.* 2nd ed. New York: W. W. Norton.（エリクソン，E. H.　仁科弥生（訳）(1977).　幼児期と社会．みすず書房．）

古市真智子（2002）．ある自閉症児のプレイセラピィの経過──セラピストに対する愛着の形成過程．愛知教育大学障害児治療教育センター紀要　治療教育学研究，**22**，95-103.

古市真智子（2005）．数字に親和性の強い高機能自閉症児幼児の事例．愛知教育大学障害児治療教育センター紀要　治療教育学研究，**25**，39-47.

古市真智子（2006）．癇癪が激しく母親に過度に密着する男児の母子同席面接過程．愛知教育大学障害児治療教育センター紀要　治療教育学研究，**26**，21-29.

古市真智子（2008）．自閉症児の初期発達における「数字に対する強い関心」がもつ意味．心理臨床学研究，**26**，592-602.

古市真智子（2011）．自閉傾向のある幼児2例の「母親との関係」から「セラピストとの関係」への移行過程．遊戯療法学研究，**10**(1)，56-66.

古市真智子（2013）．運動と社会性の発達に障害がある男児の箱庭療法過程．箱庭療法学研究，**26**(2)，63-74.

古市真智子（2018）．自閉症児の遊戯療法に関する歴史的検討．遊戯療法学研究，**17**，17-27.

古市真智子・神野秀雄（2003）．広汎性発達障害児のプレイセラピーの経過と母親の変容．愛知教育大学障害児治療教育センター紀要　治療教育学研究，**23**，91-99.

古田直樹(1999).家庭内言語の発達と養育者のかかわり——意味化過程と関係性.日本教育心理学会総会発表論文集,41,70.
Gillott, A., Furniss, F., & Walter, A. (2001). Anxiety in high-functioning children with autism. *Autism*, 5, 277-286.
Gillott, A., & Standen, P. J. (2007). Levels of anxiety and sources of stress in adults with autism. *Journal of Intellectual Disabilities*, 11(4), 359-370.
後藤毅(1976).Play therapyについての一考察 わたくしども20年の経験から.児童精神医学とその近接領域,17(2),99-104.
Grandin, T., & Scariano, M. M. (1986). *Emergence labeled autistic*. Novato, California: Arena Press.(グランディン,T.・スカリアノ,M. M. カニンガム久子(訳)(1993).我,自閉症に生まれて.学習研究社.)
Groden, J., Diller, A., Bausman, M., Velicer, W., Norman, G., & Cautela, J. (2001). The development of a stress survey schedule for persons with autism and other developmental disabilities. *Journal of Autism and Developmental Disorders*, 31, 207-217.
濱田香澄・岡崎慎治・瀬戸口裕二(2015).自閉症スペクトラム児の不安に対する指導支援:鉄道路線図による不安の可視化.名寄市立大学紀要,9,61-68.
浜田寿美男(1999).私とは何か.講談社.
Happé, F. (1995). The role of age and verbal ability in the theory of mind task performance of subjects with autism. *Child Development*, 66, 843-855.
東山紘久(1975).自閉症児の集団Communication療法.児童精神医学とその近接領域,16(4),224-236.
平井信義(1968).小児自閉症.日本小児医事出版社.
平井信義(1983).自閉症の遊戯療法.東京出版.
平井正三(1997).自閉症の精神分析的心理療法の経験から——心理療法家は心の理論をもち続けられるか?.心理臨床学研究,15(5),524-535.
平井正三(2008).象徴化という視点からみた自閉症の心理療法——ポストクライン派の精神分析的見地からの一試論.心理臨床学研究,26(1),24-34.
弘中正美(2007).箱庭療法再入門.臨床心理学,7(6),金剛出版,799-803.
Holzman, L. (2009). *Vygotsky at work and play*. London and New York: Routledge.(ホルツマン,L. 茂呂雄二(訳)(2014).遊ぶヴィゴツキー——生成の心理学へ.新曜社.)
本田秀夫(2014).DSM-5における「自閉症スペクトラム」.こころの科学,174,日本評論社,29-35.
井原成男(1987).移行対象の発達的意味(3)——移行対象に対する1年間の継続的直接観察.小児の精神と神経,27(3),329-334.
井原成男(1990).移行対象の発達的意味(5)—— Transitional objectとAutistic objectの比較.小児の精神と神経,30(3),25-31.
井原成男(1996).ぬいぐるみの心理学.日本小児医事出版社.
伊勢由佳利・十一元三(2014).自閉症スペクトラム障害およびその傾向をもつ成人における不安を中心とした心身状態とストレスに関する研究.児童青年精神医学とそ

の近接領域，55(2)，173-187.
井芹聖文・加藤のぞみ・田中崇恵・畑中千紘・小木曽由佳・土井奈緒美・河合俊雄・田中康裕・高嶋雄介・長谷川千紘・黒川嘉子（2014）．発達障害へのプレイセラピーによるアプローチ——新版Ｋ式発達検査2001を用いた検討．箱庭療法学研究，26(3)，3-14.
石橋泰子（1966）．幼児自閉症の精神療法．児童精神医学とその近接領域，7(1)，78-83.
石井高明（1967）．自閉症の〈同一性保持の強い要求〉にかんする考察．児童精神医学とその近接領域，8(5)，427-432.
石井哲夫（1982）．自閉児の交流療法．東京書籍．
伊藤英夫（1994）．自閉症児の対人関係の発達（１）アタッチメントの発達．東京学芸大学教育学部附属特殊教育研究施設報告，43，57-65.
伊藤英夫（2002）．自閉症児のアタッチメントの発達過程．児童青年精神医学とその近接領域，43(1)，1-18.
伊藤良子（1998）．障害児と健常児における遊びとコミュニケーションの発達．風間書房．
伊藤良子（2001）．自閉症児の遊びの特徴と指導方法に関する研究動向とその課題．特殊教育学研究，39(3)，43-51.
伊藤良子（2004）．自閉症の遊びとコミュニケーション．発達，92，ミネルヴァ書房，23-29.
伊藤良子（1984）．自閉症児の〈見ること〉の意味——身体イメージ獲得による象徴形成に向けて．心理臨床学研究，1(2)，44-56.
伊藤良子（2007a）．親子並行面接の意義．京都大学教育学部心理教育相談室紀要　臨床心理事例研究，34，21-23.
伊藤良子（2007b）．箱庭療法の不思議とその可能性．臨床心理学，7(6)，金剛出版，739-743.
岩田麻美子・野宮新・岩切昌宏・山本晃（2000）．遊戯療法により相互的言語コミュニケーションを獲得した自閉症児——共感的模倣の試み．児童青年精神医学とその近接領域，41(1)，71-85.
泉流星（2003）．地球生まれの異星人——自閉症として，日本に生きる．花風社．
神野秀雄（1997）．ある自閉症（暗室の王）のプレイセラピィ——自閉から脱自閉へ．愛知教育大学障害児治療教育センター紀要　治療教育学研究，17，1-15.
神野秀雄（2000）．自閉的孤立から重要な他者の発見，そして共生へ，さらに感情の分化と象徴機能の良好な発達をみせた自閉症児の６年間のプレイセラピィの過程．愛知教育大学障害児治療教育センター紀要　治療教育学研究，18，1-22.
神野秀雄（2003）．わが国の自閉症治療の変遷．蔭山英順（監修）森田美弥子（編）21世紀の心理臨床．ナカニシヤ出版．pp.67-76.
神野秀雄（2007）．ある高機能自閉症児の情緒（感情）発達と不安のオリジンについて——母親面接を通して．愛知教育大学障害児治療教育センター紀要　治療教育学研究，27，21-30.
神野秀雄・伊藤由美（1995）．良好な経過を示したある自閉症幼児の発達過程と自閉的

不安の克服――母親面接とプレイセラピィを通して．愛知教育大学障害児治療教育センター紀要　治療教育学研究，16，71-93.
Josefi, O., & Ryan, V. (2004). Non-directive play therapy for young children with autism: a case study. *Clinical Child Psychology and Psychiatry*, 9(4), 533-551.
上出弘之（1967）．幼児自閉症の概念について．児童精神医学とその近接領域，8，53.
神園幸郎（1999）．自閉症児の発達に及ぼす母親の意識改革の影響．琉球大学教育学部障害児教育実践センター紀要，1，1-16.
神園幸郎（2000）．自閉症児における愛着の形成過程――母親以外の特定の他者との関係において．琉球大学教育学部障害児教育実践センター紀要，2，1-16.
Kanner, L. (1943). Autistic disturbances of affective contact. *Nervous Child*, 2, 217-250.
川端利彦（1971）．自閉症児研究の問題点と今後の課題．児童精神医学とその近接領域，12(4)，1-11.
川端康雄・元村直靖・本村暁子・二宮ひとみ・原祐子・石川信一・田中英高・米田博（2011）．不安障害を有する広汎性発達障害児に対して認知行動療法が効果的であった2例．学校危機とメンタルケア，3，107-113.
河合俊雄（2010a）．はじめに――発達障害と心理療法．河合俊雄（編）発達障害への心理療法的アプローチ．創元社．pp. 5-26.
河合俊雄（2010b）．子どもの発達障害への心理療法的アプローチ――結合と分離．河合俊雄（編）発達障害への心理療法的アプローチ．創元社．pp. 27-50.
河合俊雄（2010c）．発達障害からみた箱庭療法――イメージ以前・以後・外．箱庭療法学研究，23(1)，105-118.
河合俊雄（2013）．大人の発達障害における分離と発生の心理療法．河合俊雄・田中康裕（編）大人の発達障害の見立てと心理療法．創元社．pp. 4-20.
Kim, J. A., Szatmari, P., Bryson, S. E., Streiner, D. L., & Wilson, F. J. (2000). The prevalence of anxiety and mood problems among children with autism and Asperger syndrome. *Autism*, 4, 117-132.
木村晴子（1985）．箱庭療法――基礎的研究と実践．創元社．pp. 165-195.
木下孝司（2012）．自閉症の心理学理論と発達的理解．奥住秀之・白石正久（編著）自閉症の理解と発達保証．全国障害者問題研究会出版部．pp. 48-69.
小林隆児（1993）．自閉症にみられる相貌的知覚とその発達精神病理．精神科治療学，8，星和書店，305-313.
小林隆児（1996）．自閉症の情動的コミュニケーションに対する治療的介入――関係性の障害の視点から．児童青年精神医学とその近接領域，37(4)，319-330.
小林隆児（2003）．自閉症のことばの成り立ちを考える（第2部）幼児期編．児童青年精神医学とその近接領域，44(1)，38-48.
小林隆児・鯨岡峻（2005）．自閉症の関係発達臨床．日本評論社.
行動障害児（者）研究会（1989）．強度行動障害判定基準表．厚生労働省（2014）．強度行動障害支援者養成研修テキスト．p. 30.
小山智朗（2013）．〈私〉の確立という視点からみた自閉症を抱える子どもへのプレイセラピー．心理臨床学研究，31(1)，16-26.

鯨岡峻（1998）．関係が変わるとき．秦野悦子・やまだようこ（編）コミュニケーションという謎．ミネルヴァ書房．pp. 173-200.

鯨岡峻（1999）．関係発達論の構築．ミネルヴァ書房．

倉光修（2000）．自閉症児にプレイセラピーは無効か．日本遊戯療法研究会（編）遊戯療法の研究．誠信書房．pp. 68-82.

黒丸正四郎・岡田幸夫・花田雅憲（1965）．小児精神病の治療最新医学，**20**，2502-2508.

Kuusikko, S., Pollock-Wurman, R., Jussila, K., Carter, A. S., Mattila, M. L., Ebeling, H., Pauls, D. L., & Moilanen, I. (2008). Social anxiety in high-functioning children and adolescents with Autism and Asperger syndrome. *Journal of Autism and Developmental Disorders*, **38**, 1697-1709.

桑原斉・加藤佳代子・佐々木司（2014）．DSM-5における「自閉症スペクトラム」——何がどう変わったか？．こころの科学，**174**，日本評論社，22-28.

Lecavalier, L. (2006). Behavioral and emotional problems in young people with pervasive developmental disorders relative prevalence, effects of subject characteristics, and empirical classification. *Journal of Autism and Developmental Disorders*, **36**, 1101-1114.

Mahler, M. S., Pine, F., & Bergman, A. (1975). *The psychological birth of the human infant.* New York: Basic Books.（マーラー，M. S.・パイン，F.・バーグマン，A. 高橋雅士・織田正美・浜畑紀（訳）（1981）．乳幼児の心理的誕生．黎明書房．）

牧田清志・小此木圭吾・鈴木寿治・三浦俊子・深津千賀子（1965）．小児分裂病児の精神療法的研究．児童精神医学とその近接領域，**6**(1), 30.

丸井文男・藤山英順・永田忠夫・加藤義男・佐藤勝利・福沢武信・須賀藤隆・神野秀雄・伊藤信子・小沢久美子・沼尾孝平・長戸啓子・内田敏夫（1971）．自閉症に関する研究　集合的個人遊戯療法（Collective individual play therapy）の試み．名古屋大學教育學部紀要．教育心理学科，**17**, 63-116.

Matson, J. L., & Love, S. R. (1990). A comparison of parent-reported fear for autistic and nonhandicapped age-matched children and youth. *Journal of Developmental Disabilities*, **16**(4), 349-357.

Mayes, S. D., Calhoun, S. L., Aggarwal, R., Baker, C., Mathapati, S., Molitoris, S., & Mayes, R. D. (2013). Unusual fears in children with autism. *Research in Autism Spectrum Disorders*, **7**, 151-158.

McKean, T. A. (1994). *Soon will come the light: a view from inside the autism puzzle.* Arllngton, Texas: Future Horizons.（マッキーン T. A.　ニキリンコ（訳）（2003）．ぼくとクマと自閉症の仲間たち．花風社．）

三宅康将・伊藤良子（2002）．発達障害児のコミュニケーション指導における情動的交流遊びの役割．特殊教育学研究，**39**(5), 1-8.

水野薫（2002）．高機能自閉症の子どもの家庭教育．内山登紀夫・吉田友子・水野薫（編著）高機能自閉症・アスペルガー症候群入門——正しい理解と対応のために．中央法規出版．pp. 129-142.

望月直人（2011）．『自閉症スペクトラム障害の不安のコントロールプログラム』「自己

の感情理解から不安への対処につなげる」～日間賀島合宿での実践より～．Asp heart，10(2)，特定非営利活動法人アスペ・エルデの会，36-43．
森さち子（2010）．かかわり合いの心理臨床．誠信書房．
森岡正芳（2000）．遊びそして体験の変形過程．日本遊戯療法研究会（編）遊戯療法の研究．誠信書房．pp. 198-214．
森岡正芳（2005）．うつし　臨床の詩学．みすず書房．
村井潤一（1980）．乳児の行動発達連関．園原太郎（編）認知の発達．培風館．pp. 92-100．
村瀬嘉代子（2003）．統合的心理療法の考え方．金剛出版．
村瀬学（2006）．自閉症．筑摩書房．
村田豊久（2016）．新訂　自閉症．日本評論社．
村田豊久・皿田洋子・井上哲雄・遠矢尋樹・田中宏尚・藤原正博・大隅紘子・名和顕子（1975）．ボランティア活動による自閉症児の集団治療——6年目をむかえた土曜学級の経過　児童精神医学とその近接領域，16(2)，152-163．
Muris, P., Steerneman, P., Merckelbach, H., Holdrinet, I., & Meesters, C. (1998). Comorbid anxiety symptoms in children with pervasive developmental disorders. *Journal of Anxiety Disorders*, 12, 387-393.
中川四郎（1978）．自閉症の精神療法．臨床精神医学，7(8)，913-919．
中根晃（1969）．自閉症児の治療——治療的係わりの現象学から．児童精神医学とその近接領域，10(4)，222-237．
中根晃（1978）．自閉症研究．金剛出版．
中根晃（1979）．自閉症研究最新の進歩．精神療法，5(2)，金剛出版，104-122．
中根晃（1983）．小児自閉症の病態論と精神病理．臨床精神医学，17，1761-1768．
中沢たえ子（2001）．障害児の心の臨床．岩崎学術出版社．
大神英裕（2006）．共同注意——その発達と障害をめぐる諸問題．教育心理学年報，45，145-154．
小倉清（2006）．愛着・甘えと子どもの精神科臨床．そだちの科学，7，日本評論社，123-125．
隠岐忠彦（1969）．幼児自閉症の治療——遊戯療法を中心に．教育と医学，7(9)，49-54．
太田正己（1995）．自閉症児教育方法史　増補版．文理閣．
小澤勲（1968）．幼児自閉症論の再検討（1）——症状論について．児童精神医学とその近接領域，9(3)，147-171．
小澤勲（1969）．幼児自閉症論の再検討（2）——症状論について．児童精神医学とその近接領域，10(1)，1-31．
小澤勲（1984）．自閉症とは何か．洋泉社．
小澤勲（2010）．自閉症論再考．批評社．
李敏子（1990）．自閉症治療におけるThの〈エコー〉と〈鏡映〉．心理臨床学研究，8(1)，26-37．
Rodgers, J., Glod, M., Connolly, B., & McConachie, H. (2012). The relationship between anxiety and repetitive behaviours in autism spectrum disorder. *Journal of Autism*

and Developmental Disorders, 42(11), 2404-2409.
Rodgers, J., Riby, D. M., Janes, E., Connolly, B., & McConachie, H. (2012). Anxiety and repetitive behaviours in autism spectrum disorders and Williams syndrome: a cross-syndrome comparison. Journal of Autism and Developmental Disorders, 42, 175-180.
Rutter, M. (1968). Concepts of autism: a review of research. Journal of Child Psychology and Psychiatry, 19, 1-25.
酒木保（1990）．心的固有空間"ここ"の成立と拡充．心理臨床学研究，7(3)，21-31.
酒木保（1992）．自閉症児の治療過程にみられる機能空間の獲得と人称言語の出現との関係について．心理臨床学研究，19(3)，32-43.
酒木保（1994）．自閉症児の心理療法．心理臨床学研究，12(2)，109-120.
榊原久直（2013）．自閉症児と特定の他者とのあいだにおける関係障碍の発達的変容（２）主体的能力・障碍特性の変容と特定の他者との関連．発達心理学研究，42(3)，273-283.
榊原美紀・別府哲（2005）．複数の大人と安定した愛着関係を持つことに困難を示した自閉症幼児の愛着行動と他者理解の障害と発達．岐阜大学教育学部研究報告，54，1-18.
佐々木正美（2003）．TEACCH プログラムから．そだちの科学，1，日本評論社，53-58.
佐藤祐基（2010）．ファンタジーへの没頭を示したクライエントが現実との繋がりを形成するまで──高機能広汎性発達障害が疑われる男子中学生の事例　心理臨床学研究，28(3)，279-290.
猿渡知子・櫻井未央・橋本望・原田真由美（2009）．その人らしさとしての"障碍"──自伝分析にみる高機能広汎性発達障碍をもつ方々の世界．田中千穂子（編著）発達障碍の理解と対応．金子書房．pp.150-268.
Scarpa, A., & Reyes, N. M. (2011). Improving emotion regulation with CBT in young children with high functioning autism spectrum disorders: a pilot study. Behavioural and Cognitive Psychotherapy, 39, 495-500.
柴田義松（2006）．ヴィゴツキー入門．子どもの未来社.
庄司敦子（1999）．[仲間]について悩みはじめた-高機能自閉症男児の遊戯療法．児童青年精神医学とその近接領域，40(3)，234-235.
Simonoff, E., Pickles, A., Charman, T., Chandler, S., Loucas, T., & Baird, G. (2008). Psychiatric disorders in children with autism spectrum disorders: prevalence, co-morbidity, and associated factors in a population-derived sample. Journal of the American Academy of Child and Adolescent Psychiatry, 47(8), 921-929.
Sofronoff, K., Attwood, T., & Hinton, S. (2005). A randomized controlled trial of a CBT intervention for anxiety in children with Asperger syndrome. Journal of Child Psychology and Psychiatry, 46, 1152-1160.
十亀史郎（1980）．現代精神医学体系　第 17 巻 B　児童精神医学Ⅱ．中山書店.
十亀史郎（1981）．自閉傾向のあるこどもの生活指導──とくにその母親のために．上

出弘之・伊藤隆二（編）　治療教育講座4　自閉傾向のある子ども．福村出版．pp. 73-104．
Spensley, S. (1995). *Frances Tustin*. London: Routledge.（スペンスリー，S.　井原成男（訳）（2003）．タスティン入門．岩崎学術出版社．）
Stern, D. N. (1985). *The interpersonal world of the infant a view from psychoanalysis and developmental psychology*. New York: Basic Books.（スターン，D. N.　小此木啓吾・丸田俊彦監・神庭靖子・神庭重信（訳）（1989）．乳児の対人世界　理論編．岩崎学術出版社．）
杉野欽吾・川端啓之・富山進（1992）．プレイセラピイの創生期と自閉症児――心理臨床家に聞く．神戸大学教養部紀要，**49**，47-69．
杉山登志郎（1995）．自閉症児への精神療法的接近．精神療法，**21**(4)，金剛出版，325-332．
杉山登志郎（2000）．自閉症の体験世界――高機能自閉症の臨床研究から．小児の精神と神経，**40**(2)，88-99．
杉山登志郎（2008）．広汎性発達障害とトラウマ．そだちの科学，**11**，日本評論社，21-26．
鷲見たえ子（1952）．レオ・カナーのいわゆる幼児自閉症の症例．精神神経学雑誌，**54**，566．
鷲見たえ子（1960）．幼年性精神病の臨床的研究――精神分裂病との関連において．精神神経学雑誌，**62**，521-541．
Sze, K. M., & Wood, J. J. (2008). Enhancing CBT for the treatment of autism spectrum disorders and concurrent anxiety. *Behavioural and Cognitive Psychotherapy*, **36**, 403-409.
高木四郎・菅野重道・池田由子（1956）．小児分裂病に対する心理療法の経験．精神神経学雑誌，**58**，206．
高木隆郎（1972）．児童期自閉症の言語発達障害説について．児童精神医学とその近接領域，**13**(5)，285-294．
高橋脩（2006）．自閉症とADHDの愛着の発達について．そだちの科学，**7**，日本評論社，66-72．
竹中菜苗（2007）．自閉症児への心理療法における「私」の生成．心理臨床学研究，**25**(5)，582-592．
竹中菜苗（2010）．自閉症児へのプレイセラピーの可能性――ある広汎性発達障害児の事例の検討から．心理臨床学研究，**28**(2)，161-171．
滝川一廣（2003）．精神発達とは何か．こころの科学，**1**，日本評論社，2-9．
滝川一廣（2004a）．「こころ」の本質とは何か．筑摩書房．
滝川一廣（2004b）．自閉症児の遊戯療法入門――学生のために．愛知教育大学障害児治療教育センター紀要　治療教育学研究，**24**，21-43．
滝川一廣（2008）．発達に遅れをもつ子への遊戯療法を考える．遊戯療法学研究，**7**(1)，23-34．
滝川一廣（2014）．書評　大人の発達障害の見立てと心理療法．心理臨床学研究，**32**(3)，

408-410.

玉井収介（1979）．自閉症児の治療教育をどう考えるか．教育と医学，**27**，354-359.

辻井正次（1999）．学業達成・社会性の問題・自己意識の形成．杉山登志郎・辻井正次（編著）高機能広汎性発達障害——アスペルガー症候群と高機能自閉症．ブレーン出版．pp. 145-153.

Tustin, F. (1972). *Autism and childhood psychosis*. London: Hogarth Press.（タスティン，F. 斉藤久美子（監修）平井正三（監訳）辻井正次他（訳）(2005)．自閉症と小児精神病．創元社．）

東条吉邦（2003）．自閉症及びアスペルガー症候群の児童生徒への特別支援教育　自閉症と ADHD の子どもたちへの教育支援とアセスメント．独立行政法人国立特殊教育総合研究所科学研究費報告書．自閉症児・ADHD 児における社会的障害の特徴と教育的支援に関する研究，57-66.

内堀照夫（1981）．自閉傾向のある子どもの学習指導．上出弘之・伊藤隆二（編）治療教育講座 4　自閉傾向のある子ども．福村出版．pp. 105-138.

浦崎武（2004）．広汎性発達障害者の身体としての枠に焦点をあてた遊戯療法——身体の枠作りによる関係性の成立と発達的変容．岐阜大学医学部紀要，**52**，36-45.

浦崎武（2010）．アスペルガー症候群の子どもの学童期におけるフラッシュバックと自己存在に関する不安——発達にともなう行動の変容と関係性に焦点を当てた支援のあり方．琉球大学教育学部発達支援教育実践センター紀要，**1**，1-17.

浦崎武・神野秀雄（2000）．自閉症児のとの描画を媒介としたかかわりについて——関係性の成立と身体像の変容．愛知教育大学障害児治療教育センター紀要　治療教育学研究，**20**，79-96.

Vygotsky, L. S. (1934).　ヴィゴツキー，L. S.　柴田義松（訳）(2001)．新訳版・思考と言語．新読書社．

若林慎一郎（1983）．自閉症児の発達．岩崎学術出版社．

Werner, H. (1948). *Comparative psychology of mental development*. New York: International University Press.（ウェルナー，H.　鯨岡峻・浜田寿美男（訳）(1976)．発達心理学入門．ミネルヴァ書房．）

White, S. W., Oswald, D., Ollendick, T., & Schahill, L. (2009). Anxiety in children and adolescents with autism spectrum disorders. *Clinical Psychology Review*, **29**, 216-229.

Williams, D. (1992). *Nobody nowhere*. London: Times Books.（ウィリアムズ，D.　河野万里子（訳）(1993)．自閉症だった私へ．新潮社．）

Wing, L. (1981). Asperger syndrome: a clinical account. *Psychological Medicine*, **11**(1), 115-129.

Wing, L. (1988). The continuum of autistic characteristics. In: Schopler, E. & Mesibov, G. B. (Eds.). *Diagnosia and assessment in Autism*. New York: Plenum. pp. 91-110.

Wing, L. (1997). The autistic spectrum. *The Lancet*, **350**, 1761-1766.

Wing, L., & Gould, J. (1979). Severe impairments of social interaction and associated abnormalities in children: epidemiology and classification. *Journal of Autism and*

Developmental Disorders, 9, 11-29.

Winnicott, D. W. (1965). *The maturational process and the facilitating environment*. London: Hogarth Press.（ウィニコット，D. W. 牛島定信（訳）(1977). 情緒発達の精神分析理論．岩崎学術出版社．）

Winnicott, D. W. (1971). *Playing and reality*. London: Tavistock Publications.（ウィニコット，D. W. 橋本雅雄（訳）(1979). 遊ぶことと現実．岩崎学術出版社．）

山田信・納富恵子・黒木俊秀・田代信維（2002）．強迫症状を呈したアスペルガー症候群成人例に対する箱庭療法の試み．臨床精神医学，31(10)，1215-1222.

やまだようこ（1987）．ことばの前のことば．ミネルヴァ書房．

山上雅子（1973）．自閉児の治療・教育に関する試み．児童青年精神医学とその近接領域，14(2)，108-122.

山上雅子（1997）．物語を生きる子どもたち．創元社．

山上雅子（1998）．自閉症児の初期発達についての発達臨床的研究．京都大学博士論文要旨．

山上雅子（1999）．自閉症児の初期発達．ミネルヴァ書房．

山上雅子（2000）．分離・個体化過程と母子相互作用．京都女子大学教育学科紀要，40，64-75.

山上雅子（2003a）．がんばりやのJ子さんの困惑．山上雅子・浜田寿美男（編著）ひととひととをつなぐもの．ミネルヴァ書房．pp. 27-50.

山上雅子（2003b）．心が傷つきやすかったK君．山上雅子・浜田寿美男（編著）ひととひととをつなぐもの．ミネルヴァ書房．pp. 67-71.

山上雅子（2003c）．養育者二者関係と発達．山上雅子・浜田寿美男（編著）ひととひととをつなぐもの．ミネルヴァ書房．pp. 73-79.

山上雅子（2008）．発達臨床の立場から．そだちの科学，11，日本評論社，54-57.

山上雅子（2014）．発達臨床における「関係性」の視点の復権．山上雅子・古田直樹・松尾友久（編著）関係性の発達臨床．ミネルヴァ書房．pp. 193-232.

山中康裕（1976）．早期幼児自閉症の分裂病論およびその治療論への試み．笠原嘉（編）分裂病の精神病理5．東京大学出版会．pp. 147-192.

山中康裕（1985）．親子関係と子どものつまずき．岩波書店．

山中康裕（2005）．たましいの窓．岩崎学術出版社．

山﨑晃資（1998）．発達障害児の精神療法．金剛出版．

淀直子（2008）．分離性と自己の生成――発達障害を抱える男児のプレイセラピー．遊戯療法学研究，7(1)，3-12.

吉岡恒生（2005）．高機能自閉症――一歳十一か月からの母子心理療法．東山紘久・伊藤良子（編）遊戯療法と子どもの今．創元社．pp. 277-289.

吉岡恒生・古田祥一朗（2011）．箱庭の中で誕生を繰り返した広汎性発達障害児の事例．箱庭療法学研究，24(1)，51-66.

初出一覧

本書は，以下の雑誌に掲載発表されたものに加筆修正を加えている。

序章—3, 4
古市真智子 (2018). 自閉症児の遊戯療法に関する歴史的検討. 遊戯療法学研究, 17, 17-27.

第2章
古市真智子 (2002). ある自閉症児のプレイセラピィの経過——セラピストに対する愛着の形成過程. 愛知教育大学障害児治療教育センター紀要　治療教育学研究, 22, 95-103.

第3章
古市真智子 (2005). 数字に親和性の強い高機能自閉症児幼児の事例. 愛知教育大学障害児治療教育センター紀要　治療教育学研究, 25, 39-47.
古市真智子 (2008). 自閉症児の初期発達における「数字に対する強い関心」がもつ意味. 心理臨床学研究, 26, 592-602.

第4章
古市真智子 (2006). 癇癪が激しく母親に過度に密着する男児の母子同席面接過程. 愛知教育大学障害児治療教育センター紀要　治療教育学研究, 26, 21-29.
古市真智子 (2011). 自閉傾向のある幼児2例の「母親との関係」から「セラピストとの関係」への移行過程. 遊戯療法学研究, 10(1), 56-66.

第5章
古市真智子・神野秀雄 (2003). 広汎性発達障害児のプレイセラピーの経過と母親の変容. 愛知教育大学障害児治療教育センター紀要　治療教育学研究, 23, 91-99.
古市真智子 (2011). 自閉傾向のある幼児2例の「母親との関係」から「セラピストとの関係」への移行過程. 遊戯療法学研究, 10(1), 56-66.

第6章
古市真智子 (2013). 運動と社会性の発達に障害がある男児の箱庭療法過程. 箱庭療法学研究, 26(2), 63-74.

あとがき

　本書は，平成28年11月に神戸大学大学院人間発達環境学研究科より博士（学術）の学位を授与された学位論文（自閉症スペクトラム児の遊戯療法──「『自閉症的不安』を乗り越える」という視点から）をもとに，修正・加筆を施したものです。刊行にあたっては，「平成30年度中部大学出版助成」の交付を受けました。

　本書を刊行するにあたり，お世話になった方々に記して心より感謝申し上げます。

　学位論文をまとめるにあたり，立命館大学総合心理学部教授の森岡正芳先生には，さまざまな段階で格別のご指導とご助言を賜りました。大変なご多忙の中，5年以上もの間，何度も貴重な時間をいただき，学位取得まで根気強く導いていただきました。弱音を吐けば必ず，「自閉症の遊戯療法。いいじゃないですか。もっと主張しましょう」と励まし続けてくださいました。毎回，どうしてこんなに書けないのかという言い訳と，だらだらとまとまりのない思いを聞いていただいていると，帰るころには，それらがさまざまな角度から重要なキーワードに変換されており，頭に入りきらないほどのお土産としてもたせていただきました。ひとかたならぬご恩情に必ず報いたいと言う思いが，一番の支えになりました。

　河﨑佳子先生（神戸大学大学院教授），吉田圭吾先生（神戸大学大学院教授）には，学位論文の審査に際して多くの示唆をいただきました。吉田先生には，森岡先生が立命館大学に移られてから，主査の労をお執りいただきました。先生方には論文を丹念にお読みいただいた上で，今後の発展に向けての貴重なご意見を賜りました。

あとがき

　20年前，大学院修士課程に入学して間もなく，大学付属の相談機関でA君と遊戯療法で出会い，すぐに自閉症と遊戯療法に強い関心を持ちました。自閉症や遊戯療法について右も左もわからない状態で，A君と会うことを尻込みしている私に，神野秀雄先生（元愛知淑徳大学教授）は，「まあ，そんなに心配しないでとにかく会ってみなさい」と背中を押してくださいました。以来，指導教授として現在まで，永い年月にわたって常に気にかけていただき，臨床・研究の両面でご指導・ご助言をいただいてきました。私が新しいことを始めるのをためらうと，「まあ，とにかくやってみなさい」と道を拓いてくださいました。臨床や研究に行き詰るとふらっと勝手なタイミングで突然お訪ねしてしまうのですが，いつもゆっくりと話を聞いてくださり，励ましてくださいました。ブックカバーは先生が撮られた小鳥の写真にしたいという唐突なお願いも快く受けてくださいました。20年間の臨床・研究の成果が，こうして先生の眼差しに包まれて1冊の本として完成することとなり，改めてこれまで先生に見守られてきたことに気づかされます。

　大学院修士課程と付属の相談機関では，滝川一廣先生，吉岡恒生先生にも熱心なご指導をいただきました。滝川一廣先生（元大正大学教授）には，どんな質問にも，いつも丁寧に答えていただきました。それまでもさっぱりわからなかったことも，滝川先生に聞けば，なるほどそういうことだったのか，そんな風に考えるのかと，根本から理解できるように教えていただきました。修了後数年経ち，お酒の席で学生のころと同じような感覚で質問すると，答えていただきながらも，「いつまでも教えてもらう側ではだめ」「もっと議論しましょう」と言っていただきました。以来，滝川先生と議論できるようになりたいと，この言葉を励みにしてきました。

　吉岡恒生先生（愛知教育大学教授）には，学生のころから現在に至るまで，いつも共に困り共に考えるという雰囲気の中で，自由に発言する場を作っていただき，ふと沸いてくるアイデアを丁寧に取り上げ，深めていただいてきました。既存の理論を押さえながらも柔らかい発想を加え，新鮮に取り組んでいけるようなアドバイスをたくさんいただいてきました。学位審査においては，副査をお引き受け下さいました。

　大学院時代からの友人，河辺眞千子さん，大澤功さんにも多くの場面で支え

られてきました。いつでも自閉症や遊戯療法について議論してくれる2人の存在は貴重です。学位論文執筆の過程においても，まとまらない頭の中を聞いてもらったり，率直な意見をもらったりして，随分と助けていただきました。

　中部大学の先生方には，学位論文の執筆を応援していただきました。とくに吉田直子先生には，日々の活動を研究として立ち上げ，成果として公表していくことの重要性と道筋を教えていただき，精神的にも支えていただきました。
　ナカニシヤ出版の山本あかねさんには，出版にあたり大変お世話になりました。

　最後になりましたが，A君，B君，C君，D君，E君，ありがとう。あなたたちとの出会いは，私の人生になくてはならないものとなりました。ご家族の方々にも多大なるご協力をいただきました。心よりお礼を申し上げます。
　本書に登場してもらった5人の自閉症の子たちからは，実に多くのことを学びました。この5人の子どもたちの健気で力強い姿が，「自閉症児に遊戯療法は何ができるのか」という問いにきっと応えられるはずという根拠になり，この答えを私なりに何とか言葉にしたいという思いを最後まで支えてくれました。
　皆，もう一緒に遊ぶという時期は終わってしまいましたが，これからも人に支えてもらいながらひとつひとつ困難を乗り越えていってくれることと思います。応援しています。

2019年1月　古市真智子

事項索引

あ
愛着　45, 46
　——関係　60, 95
　——対象　45, 46, 95
アスペルガー障害　2, 24
アスペルガー症候群　1, 14
安全感　142, 143, 145
安全基地　121, 142
生きた移行対象　196
生き残ること　123
移行対象　92, 93, 96, 97, 145, 180
いないいないばー遊び　64
ウィングの三つ組　2

か
外界探索　142
外界との肯定的な関係　195
快の情動　67, 178, 188
「変わらない」遊び　192, 193, 198
感覚過敏　45
感覚統合療法　15
「関係障碍」　16
関係性の障害　16
関係を結ぶ力　23, 24, 27
癇癪　100, 101, 116
感情認知障害説　14
規則性があるもの　93
共同性の未獲得　36, 37
【共同世界】　181, 197
共同世界　27, 28
　——への参入　39
共同注意　172, 173, 180, 201
強度行動障害　202

興味の限局　1
共有　28
　——世界　172, 173
　——体験　27
結合と分離　201
言語・認知障害説　10-12
原初的没頭　117
原初的「養育者—子ども」関係　191, 192, 198, 201
高機能群　14
高機能自閉症　24
肯定的な意味づけ　196
肯定的な眼差し　195
行動療法　17
広汎性発達障害　2, 14, 24
「心の理論」障害説　14
心の理論　147, 172
こだわり　71
固有性の高い世界　184
根源的不安　35

さ
自己同一性　12
自己の未成立　4
自己を対象化する作業　174
自閉症スペクトラム　i, 1, 24
　——障害　2
自閉症精神病質　1, 9
「自閉症的不安」　36-40, 196
自閉症連続体　1
自閉対象　91-93, 96, 97, 178
【遮断世界】　37, 38, 181, 197

主体生成　4
　——論　199
主体のなさ　4
受容的交流療法　13
情緒障害　7
情緒的エネルギー　142
　——の補給　141, 142
情動調律　171, 172, 180, 191, 201
情動的交流遊び　62, 65, 91, 92
情動の共有　62, 91
　——体験　119
心因説　7, 9, 12
身体像の獲得　4-5
心理的拠点　141
遂行能力障害説　14
数字　72, 93, 178, 188
ズレない関係　170, 180
制限　141, 142, 203
絶対受容　7, 8, 11, 12, 19
セラピストの積極的関与　20
　——のあり方　187
【前共同世界】　185, 197
相貌的知覚　82

た
対象化　140
　自己と世界の——　174
　自己と他者の——　145
　自己の——　179
対象の内在化　179
治療教育　13, 14
治療中心主義　15, 18, 19
TEACCH　15, 34
同一性保持　71

同質性の確認　201

な
内在化　141
内的な体験時間　171
内的ワーキングモデル　68
二者関係　99
日常生活との連続性　19, 181, 186
認知行動療法　34
脳性まひ　148

は
箱庭　150
　　——療法　170, 172, 174

発達障害　14
発達的危機　30-32
発達の最近接領域　186
場の共有　198, 201
非日常　19
　　——性　19, 181, 185
不安に立ち向かう安全基地　177
分離—接近　180
分離の痛み　144
分離の作業　143
分離不安　125, 143, 180
閉塞的二者関係　99, 121, 179
母子共生　139

母子同室　178
母子分離　99, 110, 144, 189

や
遊戯療法　i, 3
　　非指示的——　3, 8, 11, 25
　　——の効果　28-30
融合と分離　200
良い母親　102

わ
悪い母親　117, 123

人名索引

A
Aggarwal, R.　33
Alvarez, A.　29
アスペルガー（Asperger, H.）　1, 9, 13
Attwood, T.　34
アクスライン（Axline, V. M.）　7, 8, 25

B
Baird, G.　32
Baker, C.　33
Bausman, M.　33
Bellini, S.　33
別府　哲　46, 66, 68, 172
ベッテルハイム（Bettelheim, B.）　7
Bowlby, J.　46, 68
Bruner, J. S.　64
Bryson, S. E.　33

C
Calhoum, S. L.　33
Carrol, L.　34
Carter, A. S.　33
Cautela, J.　33
Chalfant, A. M.　34
Chandler, S.　32
Charman, S.　32
千原雅代　4, 191, 199
Connolly, B.　33, 35
長曽我部博　33

D
de Bruin, E. I.　32
de Nijs, P. F.　32
Diller, A.　33
土井奈緒美　29

E
Ebeling, H.　33

遠藤利彦　46, 68
エリクソン（Erikson, E. H.）　30

F
Ferdinand, R. F.　32
フロイト，アンナ（Freud, A.）　8
藤原正博　13
深津千賀子　9
福沢武信　13
Furniss, F.　33
古市真智子　21, 69, 97, 123, 146, 175
古田直樹　174

G
Gillott, A.　33
Glod, M.　35
後藤　毅　6, 12

Gould, J.	2	J		牧田清志	9
Grandin, T.	32	Janes, E.	33	村瀬　学	72,95
Groden, J.	33	神野秀雄	5,7,11-15,35,	丸井文男	12,13
			36,146	Mathapati, S.	33
H		Josefi, O.	29	Matson, J. L.	33
濱田香澄	34	ユング（Jung, C. G.）	201	Mattila, M. L.	33
浜田寿美男	184	Jussila, K.	33	Mayes, R. D.	33
花田雅憲	9			Mayes, S. D.	33
Happé, F.	147	**K**		McConachie, H.	33,35
原　祐子	34	蔭山英順	13	McKean, T. A.	32
原田真由美	147	上出弘之	9	Meester, S.	32
長谷川千紘	29	神園幸郎	46,69,145	三浦俊子	9
橋本　望	147	カナー（Kanner, L.）	1,5-	三宅康将	91
畑中千紘	29		7,9,23,28,33	水野　薫	147
早崎麻衣子	33	加藤佳代子	2	望月直人	34
Hinton, S.	34	加藤のぞみ	29	Moilanen, I.	33
平井信義	6,9,13,15	加藤義男	13	Molitoris, S.	33
平井正三	5,35	川端利彦	9,13	森さち子	172
弘中正美	174	川端康雄	34	森岡正芳	64,68,186,195
Holzman, L.	185,198	川端啓之	6	本村暁子	34
本田秀夫	1,2	河合俊雄	4,29,170,199,	元村直靖	34
			203	村井潤一	29
I		Kim, J. A.	33	村瀬嘉代子	24
井原成男	71,96	木村晴子	170	村田豊久	7,13
池田由子	6	木下孝司	45	Muris, P.	32
井上哲雄	13	小林隆児	16,82,95		
伊勢由佳利	32	小山智朗	4	**N**	
井芹聖文	29	鯨岡　峻	16,145	長戸啓子	13
石橋泰子	9,13	倉光　修	16,191	永田忠夫	13
石井高明	71,72	黒川嘉子	29	中川四郎	11
石井哲夫	12	黒木俊秀	172	中根　晃	6,7,10,11,13,
石川信一	34	黒丸正四郎	9		18
伊藤英夫	45	Kuusikko, S.	33	中沢たえ子	8
伊藤信子	13	桑原　斉	2	名和顕子	13
伊藤良子（りょうこ）	62,			二宮ひとみ	34
	64,65,91	**L**		野宮　新	16
伊藤良子（よしこ）	4,15,	Lecavalier, L.	32	Norman, G.	33
	60,62,92,125,143,144,	Lee, A.	29	納富恵子	172
	173,174,199,201	李　敏子	4,16,35	沼尾孝平	13
伊藤由美	35	Loucas, T.	32		
岩切昌宏	16	Love, S. R.	33	**O**	
岩田麻有子	16			小木曽由佳	29
泉　流星	32	**M**		小倉　清	41
		Mahler, M. S.	99,141	岡田幸夫	9

岡崎慎治　34
小此木啓吾　9
Ollendick, T.　33
大神英裕　172
大隈紘子　13
太田正己　9, 10, 14
Oswald, D.　33
小澤　勲　6-11, 15, 18, 19
小沢久美子　13

P
Pauls, D. L.　33
Pickles, A.　32
Pollock-Wurman, R.　33

R
Rapee, R.　34
Reyes, N. M.　34
Ridy, D. M.　33
ロジャーズ（Rodgers, J.）　7, 33, 35
ラター（Rutter, M.）　10, 14
Ryan, V.　29

S
榊原美紀　46, 68
酒木　保　4, 35
榊原久直　46
櫻井未央　147
皿田洋子　13
佐々木司　2
佐々木正美　34
佐藤勝利　13
佐藤祐基　35
猿渡知子　147
Scariano, M. M.　32
Scarpa, A.　34
Schahill, L.　33
瀬戸口裕二　34
柴田義松　30

Simonoff, E.　32
Sofronoff, E.　34
Spensley, S.　96
Standen, P. J.　33
Stern, D. N.　171, 172
Streiner, D. L.　33
須賀藤隆　13
菅野重道　6
杉野欽吾　6
杉山登志郎　16, 18-19, 32, 95
鷲見たえ子　6, 8, 9
鈴木寿治　9
庄司敦子　16
Szatmari, P.　33
Sze, K. M.　34

T
高木四郎　6
高木隆郎　11
高橋　脩　45
高嶋雄介　29
竹中菜苗　3, 4, 199
滝川一廣　6-8, 10, 14, 23-27, 31, 38, 40, 42, 62, 67, 71, 118, 191-192, 196, 201
玉井収介　13
田中宏尚　13
田中崇恵　29
田中康裕　29
田中英高　34
田代信雄　172
十亀史郎　11, 15, 19
戸ヶ崎泰子　33
十一元三　32
遠矢尋樹　13
東条吉邦　34
東山紘久　10, 13
富山　進　6
辻井正次　147

Tustin, F.　35, 96

U
内田敏夫　13
内堀昭夫　15
浦崎　武　5, 36

V
Velicer, W.　33
Verheij, F.　32
ヴィゴツキー（Vygotsky, L. S.）　30, 185

W
若林慎一郎　6
Walter, A.　33
Werner, H.　82
White, S. W.　33
Williams, D.　16, 32
Wilson, F. J.　33
ウィング（Wing, L.）　1, 2, 14
Winnicott, D. W.　96, 117, 123, 145
Wood, J. J.　34

Y
山田　信　172
やまだようこ　66, 91
山上雅子　3, 7-10, 12, 13, 15-17, 26, 29, 31, 36, 68, 99, 120, 142, 143, 145, 191, 194
山本　晃　16
山中康裕　4, 12, 71, 94, 199
山崎晃資　7
淀　直子　4, 199
米田　博　34
吉岡恒生　43, 170

著者紹介
古市真智子（ふるいち・まちこ）
中部大学現代教育学部准教授。
博士（学術）（神戸大学）。
　主著に，『カウンセリングと教育相談』（あいり出版，2012，共著），『障害者の『こころ』―育ち，成長，かかわり―』（学術図書出版社，2007，共著），『ぼくも，みんなといっしょに―特別な教育的支援を必要とする子らの対応と教員養成系大学の役割―』（学術図書出版社，2006，共著）など。

自閉症スペクトラム児の遊戯療法
「『自閉症的不安』を乗り越える」という視点から

2019 年 2 月 10 日　初版第 1 刷発行　（定価はカヴァーに表示してあります）

　　　　　　　　著　者　古市真智子
　　　　　　　　発行者　中西　良
　　　　　　　　発行所　株式会社ナカニシヤ出版
　　　　〒606-8161　京都市左京区一乗寺木ノ本町 15 番地
　　　　　　　　　　　Telephone　075-723-0111
　　　　　　　　　　　Facsimile　075-723-0095
　　　　　　　　Website　http://www.nakanishiya.co.jp/
　　　　　　　　Email　iihon-ippai@nakanishiya.co.jp
　　　　　　　　　　　郵便振替　01030-0-13128

装幀＝白沢　正／印刷・製本＝創栄図書印刷
Copyright © 2019 by M. Furuichi
Printed in Japan.
ISBN978-4-7795-1350-3

◎本書のコピー，スキャン，デジタル化等の無断複製は著作権法上での例外を除き禁じられています。本書を代行業者等の第三者に依頼してスキャンやデジタル化することはたとえ個人や家庭内の利用であっても著作権法上認められておりません。